Zdravi Okusi

Low Carb Kuhanje za Svečani Život

Ana Vuković

Sadržaj

Kobasice omotane slaninom 7
Ručak Bisque od jastoga 9
Jednostavna Halloumi salata 11
Varivo za ručak 13
Piletina i škampi 15
Zelena juha 17
Salata Caprese 19
Juha od lososa 21
Nevjerojatna juha od iverka 23
Recepti za ketogene priloge 25
Jednostavan Kimchi 26
Ukusan prilog od zelenih graha 28
Jednostavna kaša od cvjetače 30
Ukusne Portobello gljive 32
Prilog od prokulica 34
Ukusan pesto 36
Prokulica i slanina 38
Ukusan prilog od špinata 40
Nevjerojatni pomfrit s avokadom 42
Jednostavna pečena cvjetača 44
Prilog od gljiva i špinata 46
Ukusne bamije i rajčice 48
Nevjerojatni mali grašak i menta 50
Prilog od zelja 52
Prilog od patlidzana i paradajza 54
Brokula s maslacem od limuna i badema 56
Jednostavna pirjana brokula 58
Lagani luk na žaru 60
Pirjane tikvice 62
Ukusna pržena blitva 64
Ukusan prilog salati od gljiva 66
Grčka salata sa strane 68

Salsa od rajčice 70
Ljetna salata 72
Rajčica i Bocconcini 74
Salata od krastavaca i datulja 76
Jednostavna salata od patlidžana 78
Posebna salata sa prilogom 80
Posebna salata od endivije i potočarke 82
Indijska salata sa strane 84
Chutney od indijske metvice 86
Indijski Chutney od kokosa 88
Lagani Chutney od tamarinda 90
Karamelizirane paprike 92
Karamelizirana crvena blitva 94
Poseban ljetni prilog od kelja 96
Nevjerojatna salata od kupusa 98
Jednostavan prženi kupus 100
Ukusne mahune i avokado 101
Varivo od kozica 103
Škampi Alfredo 105
Juha od škampa i graška 107
Jednostavno jelo od dagnji 109
Jednostavni prženi lignji i ukusan umak 111
Pečeni kalamari i škampi 113
Salata od hobotnice 115
Gusta juha od školjaka 117
Ukusni iverak i škampi 119
Salata od kozica 123
Ukusne kamenice 125
Nevjerojatne rolice od lososa 127
Ražnjići od lososa 129
Škampi na žaru 131
Salata od liganja 133
Salata od bakalara 135
Salata od srdela 137
Talijanski užitak od školjki 138
Losos glaziran narančom 140

   Ukusan umak od tune i chimichurrija 142
   Zalogaji lososa i umak od čilija 144
   irske školjke 146
   Pečene jakobove kapice i pečeno grožđe 148
   Kamenice i Pico De Gallo 150
   Lignje na žaru i ukusni guacamole 152
   Užitak od škampa i cvjetače 154
   Losos punjen škampima 157
   Losos glaziran senfom 159
   Nevjerojatno jelo od lososa 161
   Jakobove kapice i umak od komorača 163
   Ukus od lososa i limuna 165
   Juha od dagnji 167
   Salsa od sabljarke i manga 169
   Ukusna zdjela za sushi 171
Ketogeni recepti za perad 175
   Pileća krilca i ukusni Chutney od mente 178
   Pileće polpete 180
   Ukusna pileća krilca na žaru 182
   Lako pečena piletina 184
   Posebna talijanska piletina 186
   Jednostavna piletina s limunom 188
   Pržena piletina i umak od paprike 190
   Nevjerojatni Fajitas s piletinom 192
   Jelo od teletine i rajčice 195
   Teleći parmezan 197
   Teleća Piccata 199
   Ukusna pečena kobasica 201
   Pečena kobasica i kelj 203
   Kobasica s rajčicama i sirom 205
   Ukusna salata od kobasica 207
   Ukusna juha od kobasica i paprika 209
   Talijanska juha od kobasica 211
Recepti za ketogeno povrće 213
   Nevjerojatna krema od brokule i cvjetače 214
   Varivo od brokule 216

Nevjerojatna juha od potočarke 218
Ukusna Bok Choy juha 220

Kobasice omotane slaninom

Ovi su tako divni! Zaista ćete voljeti ovaj keto ručak!

Vrijeme pripreme: 10 minuta
Vrijeme kuhanja: 30 minuta
Porcije: 4

Sastojci:

- 8 trakica slanine
- 8 kobasica
- 16 kriški sira s paprikom
- Sol i crni papar po ukusu
- Prstohvat češnjaka u prahu
- ½ žličice slatke paprike
- 1 prstohvat luka u prahu

Upute:

1. Zagrijte kuhinjski roštilj na srednje jakoj vatri, dodajte kobasice, pecite nekoliko minuta sa svake strane, prebacite ih na tanjur i ostavite ih nekoliko minuta sa strane da se ohlade.

2. Izrežite prorez u sredini svake kobasice da napravite džepove, napunite svaki s 2 kriške sira i začinite solju, paprom, paprikom, lukom i češnjakom u prahu.
3. Svaku punjenu kobasicu zamotajte u traku slanine, pričvrstite čačkalicama, stavite na obložen lim za pečenje, stavite u pećnicu na 400 stupnjeva F i pecite 15 minuta.
4. Poslužite vruće za ručak!

Uživati!

Prehrana: kalorija 500, masti 37, vlakna 12, ugljikohidrati 4, proteini 40

Ručak Bisque od jastoga

Tražite li poseban keto recept za ručak? Pokušajte ovo sljedeće!

Vrijeme pripreme: 10 minuta
Vrijeme kuhanja: 1 sat
Porcije: 4

Sastojci:

- 4 češnja češnjaka, mljevena
- 1 manja glavica crvenog luka nasjeckana
- 24 unce komadića jastoga, prethodno kuhanih
- Sol i crni papar po ukusu
- ½ šalice paste od rajčice
- 2 mrkve, sitno nasjeckane
- 4 stabljike celera, nasjeckane
- 1 litra temeljca od plodova mora
- 1 žlica maslinovog ulja
- 1 šalica gustog vrhnja
- 3 lista lovora
- 1 žličica majčine dušice, osušene
- 1 žličica papra u zrnu
- 1 žličica paprike

- 1 žličica ksantan gume
- Šaka nasjeckanog peršina
- 1 žlica soka od limuna

Upute:
1. Zagrijte lonac s uljem na srednjoj vatri, dodajte luk, promiješajte i kuhajte 4 minute.
2. Dodajte češnjak, promiješajte i kuhajte još 1 minutu.
3. Dodajte celer i mrkvu, promiješajte i kuhajte 1 minutu.
4. Dodajte pastu od rajčice i temeljac i sve promiješajte.
5. Dodajte lovor, sol, papar, papar u zrnu, papriku, majčinu dušicu i ksantan gumu, promiješajte i pirjajte na srednjoj vatri 1 sat.
6. Lovor bacite, dodajte vrhnje i pustite da lagano kuha.
7. Izmiksajte uronjenim blenderom, dodajte komade jastoga i kuhajte još nekoliko minuta.
8. Dodajte limunov sok, promiješajte, podijelite u zdjelice i po vrhu pospite peršinom.

Uživati!

Prehrana: kalorija 200, masti 12, vlakna 7, ugljikohidrati 6, proteini 12

Jednostavna Halloumi salata

Samo prikupite sve sastojke koji su vam potrebni i uživajte u jednom od najboljih keto ručkova!

Vrijeme pripreme: 10 minuta
Vrijeme kuhanja: 10 minuta
Porcije: 1

Sastojci:

- 3 unce halloumi sira, narezanog
- 1 krastavac, narezan na ploške
- 1 unca nasjeckanih oraha
- Malo maslinovog ulja
- Šaka mlade rikule
- 5 cherry rajčica, prepolovljenih
- Malo balzamičnog octa
- Sol i crni papar po ukusu

Upute:

1. Zagrijte kuhinjski roštilj na srednje jakoj vatri, dodajte komade halloumija, pecite ih 5 minuta sa svake strane i prebacite na tanjur.

2. U posudi pomiješajte rajčice s krastavcima, orasima i rikulom.
3. Dodajte komade halloumija na vrh, sve začinite solju, paprom, pokapajte uljem i octom, promiješajte i poslužite.

Uživati!

Prehrana:kalorija 450, masti 43, vlakna 5, ugljikohidrati 4, proteini 21

Varivo za ručak

Tako je izdašan i ukusan! Vjeruj nam!

Vrijeme pripreme: 10 minuta
Vrijeme za kuhanje: 3 sata i 30 minuta
Porcije: 6

Sastojci:

- 8 rajčica, nasjeckanih
- 5 kilograma goveđih koljenica
- 3 mrkve, nasjeckane
- 8 režnjeva češnjaka, mljevenog
- 2 glavice luka nasjeckane
- 2 šalice vode
- 1 litra pilećeg temeljca
- ¼ šalice umaka od rajčice
- Sol i crni papar po ukusu
- 2 žlice jabučnog octa
- 3 lista lovora
- 3 žličice crvene paprike, mljevene
- 2 žličice peršina, osušenog
- 2 žličice bosiljka, osušenog

- 2 žličice češnjaka u prahu
- 2 žličice luka u prahu
- Prstohvat kajenskog papra

Upute:

1. Zagrijte lonac na srednjoj vatri, dodajte češnjak, mrkvu i luk, promiješajte i pržite nekoliko minuta.
2. Zagrijte tavu na srednjoj vatri, dodajte goveđu koljenicu, pržite nekoliko minuta sa svake strane i skinite s vatre.
3. Preko mrkve dodajte temeljac, vodu i ocat te promiješajte.
4. Dodajte rajčicu, umak od rajčice, sol, papar, kajenski papar, mljevenu papriku, lovor, bosiljak, peršin, luk u prahu i češnjak u prahu i sve promiješajte.
5. Dodati goveđe koljenice, poklopiti lonac, zakuhati i kuhati 3 sata.
6. Odbacite listove lovora, podijelite u zdjelice i poslužite.

Uživati!

Prehrana: kalorija 500, masti 22, vlakna 4, ugljikohidrati 6, proteini 56

Piletina i škampi

Super je kombinacija! Vidjet ćete!

Vrijeme pripreme: 10 minuta
Vrijeme kuhanja: 20 minuta
Porcije: 2

Sastojci:

- 20 škampa, sirovih, oguljenih i očišćenih
- 2 pileća prsa, bez kože i kostiju
- 2 šake listova špinata
- ½ funte gljiva, grubo nasjeckanih
- Sol i crni papar po ukusu
- ¼ šalice majoneze
- 2 žlice sriracha
- 2 žličice soka od limete
- 1 žlica kokosovog ulja
- ½ žličice crvene paprike, mljevene
- 1 žličica češnjaka u prahu
- ½ žličice paprike
- ¼ žličice ksantanske gume
- 1 stabljika zelenog luka, nasjeckana

Upute:
1. Zagrijte tavu s uljem na srednje jakoj vatri, dodajte pileća prsa, začinite solju, paprom, crvenom paprikom i češnjakom u prahu, kuhajte 8 minuta, okrenite i kuhajte još 6 minuta.
2. Dodajte gljive, još soli i papra i kuhajte nekoliko minuta.
3. Zagrijte drugu tavu na srednje jakoj vatri, dodajte škampe, srirachu, papriku, ksantan i majonezu, miješajte i kuhajte dok škampi ne porumene.
4. Skinite s vatre, dodajte sok od limete i sve promiješajte.
5. Podijelite špinat na tanjure, podijelite piletinu i šampinjone, prelijte mješavinom škampa, ukrasite zelenim lukom i poslužite.

Uživati!

Prehrana: kalorija 500, masti 34, vlakna 10, ugljikohidrati 3, proteini 40

Zelena juha

Ovo je jednostavno super!

Vrijeme pripreme: 10 minuta
Vrijeme kuhanja: 13 minuta
Porcije: 6

Sastojci:

- 1 glavica cvjetače, odvojeni cvjetovi
- 1 glavica bijelog luka sitno nasjeckana
- 1 lovorov list, samljeven
- 2 režnja češnjaka, mljevena
- 5 unci potočarke
- 7 unci listova špinata
- 1 litra temeljca od povrća
- 1 šalica kokosovog mlijeka
- Sol i crni papar po ukusu
- ¼ šalice gheeja
- Šaka peršina, za posluživanje

Upute:

1. Zagrijte lonac s gheejem na srednje jakoj vatri, dodajte češnjak i luk, promiješajte i pržite 4 minute.

2. Dodajte cvjetaču i lovorov list, promiješajte i kuhajte 5 minuta.
3. Dodajte potočarku i špinat, promiješajte i kuhajte 3 minute.
4. Dodajte temeljac, sol i papar, promiješajte i pustite da zavrije.
5. Dodajte kokosovo mlijeko, promiješajte, skinite s vatre i izmiksajte uronjenim blenderom.
6. Podijelite u zdjelice i odmah poslužite.

Uživati!

Prehrana: kalorija 230, masti 34, vlakna 3, ugljikohidrati 5, proteini 7

Salata Caprese

Ovo je vrlo poznato u cijelom svijetu, ali jeste li znali da se može poslužiti kada ste na ketogenoj dijeti?

Vrijeme pripreme: 5 minuta
Vrijeme kuhanja: 0 minuta
Porcije: 2

Sastojci:
- ½ funte mozzarella sira, narezanog na kriške
- 1 rajčica, narezana na ploške
- Sol i crni papar po ukusu
- 4 lista bosiljka, natrgana
- 1 žlica balzamičnog octa
- 1 žlica maslinovog ulja

Upute:
1. Naizmjence ploške rajčice i mozzarelle na 2 tanjura.
2. Pospite solju, paprom, pokapajte octom i maslinovim uljem.
3. Na kraju pospite listićima bosiljka i poslužite.

Uživati!

Prehrana:kalorija 150, masti 12, vlakna 5, ugljikohidrati 6, proteini 9

Juha od lososa

Ovo je tako kremasto!

Vrijeme pripreme: 10 minuta
Vrijeme kuhanja: 25 minuta
Porcije: 4

Sastojci:

- 4 poriluka obrezana i narezana
- Sol i crni papar po ukusu
- 2 žlice ulja avokada
- 2 režnja češnjaka, mljevena
- 6 šalica pilećeg temeljca
- 1 funta lososa, izrezanog na male komadiće
- 2 žličice majčine dušice, osušene
- 1 i ¾ šalice kokosovog mlijeka

Upute:

1. Zagrijte lonac s uljem na srednjoj vatri, dodajte poriluk i češnjak, promiješajte i kuhajte 5 minuta.
2. Dodajte timijan, temeljac, sol i papar, promiješajte i pirjajte 15 minuta.
3. Dodajte kokosovo mlijeko i losos, promiješajte i ponovno zakuhajte.

4. Podijelite u zdjelice i odmah poslužite.
Uživati!

Prehrana:kalorija 270, masti 12, vlakna 3, ugljikohidrati 5, proteini 32

Nevjerojatna juha od iverka

Ako ste na keto dijeti, onda biste svakako trebali isprobati ovu ideju za ručak!

Vrijeme pripreme: 10 minuta
Vrijeme kuhanja: 30 minuta
Porcije: 4

Sastojci:
- 1 žuti luk nasjeckan
- 1 funta mrkve, narezane na ploške
- 1 žlica kokosovog ulja
- Sol i crni papar po ukusu
- 2 žlice đumbira, mljevenog
- 1 šalica vode
- 1 funta iverka, izrezanog na srednje komade
- 12 šalica pilećeg temeljca

Upute:
1. Zagrijte lonac s uljem na srednjoj vatri, dodajte luk, promiješajte i kuhajte 6 minuta.
2. Dodati đumbir, mrkvu, vodu i temeljac, promiješati, smanjiti temperaturu i kuhati 20 minuta.

3. Izmiksajte juhu uronjenom miješalicom, začinite solju i paprom i dodajte komadiće iverka.
4. Lagano promiješajte i kuhajte juhu još 5 minuta.
5. Podijelite u zdjelice i poslužite.

Uživati!

Prehrana: kalorija 140, masti 6, vlakna 1, ugljikohidrati 4, proteini 14

Recepti za ketogene priloge

Jednostavan Kimchi

Poslužite ovo uz odrezak!

Vrijeme pripreme: 1 sat i 10 minuta
Vrijeme kuhanja: 0 minuta
Porcije: 6

Sastojci:

- 3 žlice soli
- 1 funta napa kupusa, nasjeckanog
- 1 mrkva, julienned
- ½ šalice daikon rotkvice
- 3 stabljike mladog luka nasjeckane
- 1 žlica ribljeg umaka
- 3 žlice čili pahuljica
- 3 češnja češnjaka, mljevena
- 1 žlica sezamovog ulja
- ½ inča đumbira, naribanog

Upute:

1. U zdjeli pomiješajte kupus sa solju, dobro masirajte 10 minuta, pokrijte i ostavite sa strane 1 sat.

2. U zdjeli pomiješajte čili pahuljice s ribljim umakom, češnjakom, sezamovim uljem i đumbirom te dobro promiješajte.
3. Kupus dobro ocijedite, isperite hladnom vodom i prebacite u zdjelu.
4. Dodajte mrkvu, mladi luk, rotkvicu i čili pastu i sve promiješajte.
5. Ostavite na tamnom i hladnom mjestu najmanje 2 dana prije posluživanja kao prilog keto odresku.

Uživati!

Prehrana: kalorija 60, masti 3, vlakna 2, ugljikohidrati 5, proteini 1

Ukusan prilog od zelenih graha

Sigurno ćete uživati u ovom odličnom prilogu!

Vrijeme pripreme: 10 minuta
Vrijeme kuhanja: 10 minuta
Porcije: 4

Sastojci:

- 2/3 šalice parmezana, naribanog
- 1 jaje
- 12 unci zelenog graha
- Sol i crni papar po ukusu
- ½ žličice češnjaka u prahu
- ¼ žličice paprike

Upute:

1. U zdjeli pomiješajte parmezan sa soli, paprom, češnjakom u prahu i paprikom te promiješajte.
2. U drugoj zdjeli umutite jaje sa soli i paprom.
3. Zelene mahune umiješajte u jaje, a zatim u mješavinu parmezana.
4. Stavite zelene mahune na obložen lim za pečenje, stavite u pećnicu na 400 stupnjeva F 10 minuta.

5. Poslužite vruće kao prilog.

Uživati!

Prehrana:kalorija 114, masti 5, vlakna 7, ugljikohidrati 3, proteini 9

Jednostavna kaša od cvjetače

Ova jednostavna ketogena kaša ide uz jelo od mesa!

Vrijeme pripreme: 10 minuta
Vrijeme kuhanja: 10 minuta
Porcije: 2

Sastojci:

- ¼ šalice kiselog vrhnja
- 1 manja glavica cvjetače, odvojeni cvjetovi
- Sol i crni papar po ukusu
- 2 žlice feta sira, izmrvljenog
- 2 žlice crnih maslina, očišćenih od koštica i narezanih na ploške

Upute:

1. U lonac stavite vodu, posolite, zakuhajte na srednjoj vatri, dodajte cvjetiće, kuhajte 10 minuta, skinite s vatre i ocijedite.
2. Cvjetaču vratiti u lonac, dodati sol i crni papar po ukusu i kiselo vrhnje te izmiksati uronjenim blenderom.
3. Dodajte crne masline i feta sir, promiješajte i poslužite kao prilog.

Uživati!

Prehrana: kalorija 100, masti 4, vlakna 2, ugljikohidrati 3, proteini 2

Ukusne Portobello gljive

Ove su jednostavno najbolje! Odličan je keto prilog!

Vrijeme pripreme: 10 minuta
Vrijeme kuhanja: 10 minuta
Porcije: 4

Sastojci:

- 12 unci Portobello gljiva, narezanih
- Sol i crni papar po ukusu
- ½ žličice bosiljka, osušenog
- 2 žlice maslinovog ulja
- ½ žličice osušenog estragona
- ½ žličice ružmarina, osušenog
- ½ žličice majčine dušice, osušene
- 2 žlice balzamičnog octa

Upute:

1. U zdjeli pomiješajte ulje sa octom, solju, paprom, ružmarinom, estragonom, bosiljkom i timijanom i dobro umutite.
2. Dodajte ploške gljiva, promiješajte da se dobro oblože, stavite ih na prethodno zagrijani roštilj na srednje jaku

vatru, pecite 5 minuta s obje strane i poslužite kao keto prilog.

Uživati!

Prehrana: kalorija 80, masti 4, vlakna 4, ugljikohidrati 2, proteini 4

Prilog od prokulica

Ovo je prilog u azijskom stilu koji morate probati!

Vrijeme pripreme: 10 minuta
Vrijeme kuhanja: 10 minuta
Porcije: 4

Sastojci:

- 1 funta prokulice, obrezane i prepolovljene
- Sol i crni papar po ukusu
- 1 žličica sjemenki sezama
- 1 žlica zelenog luka, nasjeckanog
- 1 i ½ žlice sukrin gold sirupa
- 1 žlica kokosovih aminokiselina
- 2 žlice sezamovog ulja
- 1 žlica sriracha

Upute:

1. U zdjeli pomiješajte sezamovo ulje s kokosovim aminokislinama, srirachu, sirupom, soli i crnim paprom i dobro umutite.
2. Zagrijte tavu na srednje jakoj vatri, dodajte prokulice i pecite ih 5 minuta sa svake strane.

3. Dodajte mješavinu sezamovog ulja, promiješajte, pospite sjemenkama sezama i zelenim lukom, ponovno promiješajte i poslužite kao prilog.

Uživati!

Prehrana: kalorija 110, masti 4, vlakna 4, ugljikohidrati 6, proteini 4

Ukusan pesto

Ovaj keto pesto možete poslužiti uz ukusno jelo od piletine!

Vrijeme pripreme: 10 minuta
Vrijeme kuhanja: 0 minuta
Porcije: 4

Sastojci:

- ½ šalice maslinovog ulja
- 2 šalice bosiljka
- 1/3 šalice pinjola
- 1/3 šalice parmezana, naribanog
- 2 češnja češnjaka nasjeckana
- Sol i crni papar po ukusu

Upute:

1. Stavite bosiljak u procesor hrane, dodajte pinjole i češnjak i dobro izmiksajte.
2. Postupno dodajte parmezan, sol, papar i ulje te ponovno miksajte dok ne dobijete pastu.
3. Poslužite uz piletinu!

Uživati!

Prehrana:kalorija 100, masti 7, vlakna 3, ugljikohidrati 1, proteini 5

Prokulica i slanina

Od sada ćete voljeti prokulice!

Vrijeme pripreme: 10 minuta
Vrijeme kuhanja: 30 minuta
Porcije: 4

Sastojci:

- 8 trakica slanine, nasjeckane
- 1 funta prokulice, obrezane i prepolovljene
- Sol i crni papar po ukusu
- Prstohvat kumina, mljevenog
- Prstohvat mljevene crvene paprike
- 2 žlice ekstra djevičanskog maslinovog ulja

Upute:

1. U zdjeli pomiješajte prokulice sa solju, paprom, kuminom, crvenom paprikom i uljem te pomiješajte.
2. Raširite prokulice na obložen lim za pečenje, stavite u pećnicu na 375 stupnjeva F i pecite 30 minuta.
3. U međuvremenu zagrijte tavu na srednje jakoj vatri, dodajte komadiće slanine i pecite ih dok ne postanu hrskavi.

4. Pečene prokulice rasporedite po tanjurima, nadjenite slaninom i odmah poslužite kao prilog.

Uživati!

Prehrana:kalorija 256, masti 20, vlakna 6, ugljikohidrati 5, proteini 15

Ukusan prilog od špinata

Ovo je jako kremasto i ukusno!

Vrijeme pripreme: 10 minuta
Vrijeme kuhanja: 15 minuta
Porcije: 2

Sastojci:

- 2 režnja češnjaka, mljevena
- 8 unci listova špinata
- Malo maslinovog ulja
- Sol i crni papar po ukusu
- 4 žlice kiselog vrhnja
- 1 žlica gheeja
- 2 žlice parmezana, naribanog

Upute:

1. Zagrijte tavu s uljem na srednje jakoj vatri, dodajte špinat, promiješajte i kuhajte dok ne omekša.
2. Dodajte sol, papar, ghee, parmezan i ghee, promiješajte i kuhajte 4 minute.
3. Dodajte kiselo vrhnje, promiješajte i kuhajte još 5 minuta.

4. Podijelite na tanjure i poslužite kao prilog. Uživati!

Prehrana:kalorija 133, masti 10, vlakna 4, ugljikohidrati 4, proteini 2

Nevjerojatni pomfrit s avokadom

Probajte ih kao prilog ukusnom odresku!

Vrijeme pripreme: 10 minuta
Vrijeme kuhanja: 5 minuta
Porcije: 3

Sastojci:

- 3 avokada, bez koštica, oguljena, prepolovljena i narezana
- 1 i ½ šalice suncokretovog ulja
- 1 i ½ šalice obroka od badema
- Prstohvat kajenskog papra
- Sol i crni papar po ukusu

Upute:

1. U zdjeli pomiješajte brašno od badema sa soli, paprom i kajenskom paprikom te promiješajte.
2. U drugoj zdjeli umutite jaja s prstohvatom soli i papra.
3. Ubacite komadiće avokada u jaje, a zatim u mješavinu brašna od badema.
4. Zagrijte tavu s uljem na srednje jakoj vatri, dodajte krumpiriće avokada i pecite ih dok ne porumene.

5. Prebacite na papirnate ručnike, ocijedite od masnoće i podijelite na tanjure.
6. Poslužite kao prilog.

Uživati!

Prehrana: kalorija 450, masti 43, vlakna 4, ugljikohidrati 7, proteini 17

Jednostavna pečena cvjetača

Ovo je tako ukusno i vrlo jednostavno za napraviti kod kuće! Odličan je keto prilog!

Vrijeme pripreme: 10 minuta
Vrijeme kuhanja: 25 minuta
Porcije: 6

Sastojci:

- 1 glavica cvjetače, odvojeni cvjetovi
- Sol i crni papar po ukusu
- 1/3 šalice parmezana, naribanog
- 1 žlica nasjeckanog peršina
- 3 žlice maslinovog ulja
- 2 žlice ekstra djevičanskog maslinovog ulja

Upute:

1. U zdjeli pomiješajte ulje s češnjakom, soli, paprom i cvjetovima cvjetače.
2. Promiješajte da se dobro obloži, rasporedite na obložen lim za pečenje, stavite u pećnicu na 450 stupnjeva F i pecite 25 minuta, miješajući do pola.

3. Dodajte parmezan i peršin, promiješajte i kuhajte još 5 minuta.
4. Podijelite na tanjure i poslužite kao keto prilog.

Uživati!

Prehrana:kalorija 118, masti 2, vlakna 3, ugljikohidrati 1, proteini 6

Prilog od gljiva i špinata

Ovo je keto prilog u talijanskom stilu koji vrijedi probati što prije!

Vrijeme pripreme: 10 minuta
Vrijeme kuhanja: 10 minuta
Porcije: 4

Sastojci:

- 10 unci lišća špinata, nasjeckanog
- Sol i crni papar po ukusu
- 14 unci gljiva, nasjeckanih
- 2 režnja češnjaka, mljevena
- Šaka nasjeckanog peršina
- 1 žuti luk nasjeckan
- 4 žlice maslinovog ulja
- 2 žlice balzamičnog octa

Upute:

1. Zagrijte tavu s uljem na srednje jakoj vatri, dodajte češnjak i luk, promiješajte i kuhajte 4 minute.
2. Dodajte gljive, promiješajte i kuhajte još 3 minute.
3. Dodajte špinat, promiješajte i kuhajte 3 minute.

4. Dodajte ocat, sol i papar, promiješajte i kuhajte još 1 minutu.
5. Dodajte peršin, promiješajte, podijelite na tanjure i poslužite vruće kao prilog.

Uživati!

Prehrana: kalorija 200, masti 4, vlakna 6, ugljikohidrati 2, proteini 12

Ukusne bamije i rajčice

Ovo je vrlo jednostavno i lako za napraviti! To je jedna od najboljih keto strana ikada!

Vrijeme pripreme: 10 minuta
Vrijeme kuhanja: 10 minuta
Porcije: 6

Sastojci:

- 14 unci konzerviranih pirjanih rajčica, nasjeckanih
- Sol i crni papar po ukusu
- 2 stabljike celera, nasjeckane
- 1 žuti luk nasjeckan
- 1 funta bamije, narezane na kriške
- 2 šnite slanine, nasjeckane
- 1 manja zelena paprika, nasjeckana

Upute:

1. Zagrijte tavu na srednje jakoj vatri, dodajte slaninu, promiješajte, zapecite nekoliko minuta, prebacite na papirnate ubruse i za sada ostavite sa strane.
2. Ponovno zagrijte tavu na srednjoj vatri, dodajte bamiju, papriku, luk i celer, promiješajte i kuhajte 2 minute.

3. Dodajte rajčice, sol i papar, promiješajte i kuhajte 3 minute.
4. Podijelite na tanjure, ukrasite hrskavom slaninom i poslužite.

Uživati!

Prehrana: kalorija 100, masti 2, vlakna 3, ugljikohidrati 2, proteini 6

Nevjerojatni mali grašak i menta

Ovaj prilog nije samo keto prilog! Također je jednostavan i brz!

Vrijeme pripreme: 10 minuta
Vrijeme kuhanja: 5 minuta
Porcije: 4

Sastojci:

- ¾ funte graška šećera, podrezanog
- Sol i crni papar po ukusu
- 1 žlica nasjeckanih listova metvice
- 2 žličice maslinovog ulja
- 3 zelena luka, nasjeckana
- 1 češanj češnjaka, samljeven

Upute:

1. Zagrijte tavu s uljem na srednje jakoj vatri.
2. Dodajte grašak, sol, papar, mladi luk, češnjak i metvicu.
3. Sve promiješajte, kuhajte 5 minuta, podijelite na tanjure i poslužite kao prilog svinjskom odresku.

Uživati!

Prehrana: kalorija 70, masti 1, vlakna 1, ugljikohidrati 0,4, proteini 6

Prilog od zelja

Ovo je jednostavno nevjerojatno nevjerojatno!

Vrijeme pripreme: 10 minuta
Vrijeme za kuhanje: 2 sata i 15 minuta
Porcije: 10

Sastojci:

- 5 svežnjeva zelene zelenjave, nasjeckane
- Sol i crni papar po ukusu
- 1 žlica zgnječene crvene paprike
- 5 šalica pilećeg temeljca
- 1 pureći batak
- 2 žlice češnjaka, mljevenog
- ¼ šalice maslinovog ulja

Upute:

1. Zagrijte lonac s uljem na srednjoj vatri, dodajte češnjak, promiješajte i kuhajte 1 minutu.
2. Dodajte temeljac, sol, papar i pureći but, promiješajte, poklopite i pirjajte 30 minuta.
3. Dodajte zelenu zelenku, ponovno poklopite posudu i kuhajte još 45 minuta.

4. Smanjite vatru na srednju, dodajte još soli i papra, promiješajte i kuhajte 1 sat.
5. Zelenje ocijedite, pomiješajte s listićima crvene paprike, promiješajte, podijelite na tanjure i poslužite kao prilog.

Uživati!

Prehrana: kalorija 143, masti 3, vlakna 4, ugljikohidrati 3, proteini 6

Prilog od patlidzana i paradajza

To je keto prilog koji ćete raditi uvijek iznova!

Vrijeme pripreme: 10 minuta
Vrijeme kuhanja: 15 minuta
Porcije: 4

Sastojci:

- 1 rajčica, narezana na ploške
- 1 patlidžan, narezan na tanke kolutiće
- Sol i crni papar po ukusu
- ¼ šalice parmezana, naribanog
- Malo maslinovog ulja

Upute:

1. Ploške patlidžana stavite na obloženu posudu za pečenje, pokapajte ih uljem i pospite polovicom parmezana.
2. Ploške patlidžana obložite ploškama rajčice, posolite i popaprite po ukusu i pospite ostatkom sira.
3. Stavite u pećnicu na 400 stupnjeva F i pecite 15 minuta.
4. Podijelite na tanjure i poslužite vruće kao prilog.

Uživati!

Prehrana:kalorija 55, masti 1, vlakna 1, ugljikohidrati 0,5, proteini 7

Brokula s maslacem od limuna i badema

Ovaj prilog savršen je za pečeni odrezak!

Vrijeme pripreme: 10 minuta
Vrijeme kuhanja: 10 minuta
Porcije: 4

Sastojci:

- 1 glavica brokule, odvojeni cvjetovi
- Sol i crni papar po ukusu
- ¼ šalice badema, blanširanih
- 1 žličica limunove korice
- ¼ šalice kokosovog maslaca, otopljenog
- 2 žlice soka od limuna

Upute:

1. Stavite vodu u lonac, dodajte sol i pustite da zavrije na srednje jakoj vatri.
2. Stavite cvjetove brokule u košaru za kuhanje na pari, stavite u lonac, poklopite i kuhajte na pari 8 minuta.
3. Ocijedite i prebacite u zdjelu.

4. Zagrijte tavu s kokosovim maslacem na srednje jakoj vatri, dodajte limunov sok, limunovu koricu i bademe, promiješajte i maknite s vatre.
5. Dodajte brokulu, promiješajte, podijelite na tanjure i poslužite kao Ketogenic prilog.

Uživati!

Prehrana: kalorija 170, masti 15, vlakna 4, ugljikohidrati 4, proteini 4

Jednostavna pirjana brokula

Poslužite uz pečenu piletinu ili ribu!

Vrijeme pripreme: 10 minuta
Vrijeme kuhanja: 22 minute
Porcije: 4

Sastojci:

- 5 žlica maslinovog ulja
- 1 češanj češnjaka, samljeven
- 1 funta cvjetića brokule
- 1 žlica parmezana, naribanog
- Sol i crni papar po ukusu

Upute:

1. U lonac stavite vodu, posolite, zakuhajte na srednje jakoj vatri, dodajte brokulu, kuhajte 5 minuta i ocijedite.
2. Zagrijte tavu s uljem na srednje jakoj vatri, dodajte češnjak, promiješajte i kuhajte 2 minute.
3. Dodajte brokulu, promiješajte i kuhajte 15 minuta.
4. Skinite s vatre, pospite parmezanom, podijelite na tanjure i poslužite.

Uživati!

Prehrana:kalorija 193, masti 14, vlakna 3, ugljikohidrati 6, proteini 5

Lagani luk na žaru

Ovaj ketogeni prilog savršen je za odrezak!

Vrijeme pripreme: 10 minuta
Vrijeme kuhanja: 1 sat
Porcije: 4

Sastojci:

- ½ šalice gheeja
- 4 glavice luka
- 4 pileće kocke bujona
- Sol i crni papar

Smjer:

1. Izrezanim vrhovima luka napravite rupu u sredini, u te rupe rasporedite kockice ghee-a i pilećeg bujona te začinite solju i paprom.
2. Zamotajte luk u limenu foliju, stavite ga na zagrijani kuhinjski roštilj i pecite 1 sat.
3. Luk odmotajte, nasjeckajte na krupnije komade, posložite na tanjure i poslužite kao prilog.

Uživati!

Prehrana: kalorija 135, masti 11, vlakna 4, ugljikohidrati 6, proteini 3

Pirjane tikvice

Poslužite ih uz pileće meso i uživajte u savršenom obroku!

Vrijeme pripreme: 10 minuta
Vrijeme kuhanja: 15 minuta
Porcije: 6

Sastojci:

- 1 glavica crvenog luka nasjeckana
- 1 rajčica, nasjeckana
- ½ funte rajčice, nasjeckane
- Sol i crni papar po ukusu
- 1 češanj češnjaka, samljeven
- 1 češanj češnjaka, samljeven
- 1 žličica talijanskog začina
- 4 tikvice, narezane na ploške

Upute:

1. Zagrijte tavu s uljem na srednjoj vatri, dodajte luk, sol i papar, promiješajte i kuhajte 2 minute.
2. Dodajte gljive i tikvice, promiješajte i kuhajte 5 minuta.
3. Dodajte češnjak, rajčice i talijanske začine, promiješajte i kuhajte još 6 minuta.

4. Skinite s vatre, podijelite na tanjure i poslužite kao prilog.

Uživati!

Prehrana: kalorija 70, masti 3, vlakna 2, ugljikohidrati 6, proteini 4

Ukusna pržena blitva

Morate probati ovaj keto prilog! Savršeno ide uz meso sa roštilja!

Vrijeme pripreme: 10 minuta
Vrijeme kuhanja: 10 minuta
Porcije: 2

Sastojci:

- 2 žlice gheeja
- 4 šnite slanine, nasjeckane
- 1 vezica blitve, grubo nasjeckane
- ½ žličice paste od češnjaka
- 3 žlice soka od limuna
- Sol i crni papar po ukusu

Upute:

1. Zagrijte tavu na srednje jakoj vatri, dodajte komadiće slanine i pecite dok ne postane hrskava.
2. Dodajte ghee i miješajte dok se ne rastopi.
3. Dodajte pastu od češnjaka i limunov sok, promiješajte i kuhajte 1 minutu.
4. Dodajte blitvu, promiješajte i kuhajte 4 minute.

5. Posolite i popaprite po ukusu, promiješajte, podijelite na tanjure i poslužite kao keto prilog.

Uživati!

Prehrana: kalorija 300, masti 32, vlakna 7, ugljikohidrati 6, proteini 8

Ukusan prilog salati od gljiva

Ovo je stvarno ukusno i jednostavno za napraviti!

Vrijeme pripreme: 10 minuta
Vrijeme kuhanja: 10 minuta
Porcije: 4

Sastojci:

- 2 žlice gheeja
- 1 funta cremini gljiva, nasjeckanih
- 4 žlice ekstra djevičanskog maslinovog ulja
- Sol i crni papar po ukusu
- 4 vezice rikule
- 8 kriški pršuta
- 2 žlice jabučnog octa
- 8 rajčica sušenih na ulju, ocijeđenih i nasjeckanih
- Malo parmezana
- Malo lišća peršina, nasjeckanog

Upute:

1. Zagrijte tavu s gheejem i polovicom ulja na srednje jakoj vatri.

2. Dodajte gljive, sol i papar, promiješajte i kuhajte 3 minute.
3. Smanjite vatru, ponovno promiješajte i kuhajte još 3 minute.
4. Dodajte ostatak ulja i ocat, promiješajte i kuhajte još 1 minutu
5. Na pladanj za posluživanje stavite rikulu, na nju dodajte pršut, dodajte mix gljiva, sušene rajčice, još soli i papra, strugotine parmezana i peršina te poslužite.

Uživati!

Prehrana: kalorija 160, masti 4, vlakna 2, ugljikohidrati 2, proteini 6

Grčka salata sa strane

Pripremite se za fantastičnu kombinaciju sastojaka! Kušajte ovu nevjerojatnu salatu odjednom!

Vrijeme pripreme: 10 minuta
Vrijeme kuhanja: 7 minuta
Porcije: 6

Sastojci:

- ½ funte gljiva, narezanih na ploške
- 1 žlica ekstra djevičanskog maslinovog ulja
- 3 češnja češnjaka, mljevena
- 1 žličica bosiljka, osušenog
- Sol i crni papar po ukusu
- 1 rajčica, narezana na kockice
- 3 žlice soka od limuna
- ½ šalice vode
- 1 žlica korijandera, nasjeckanog

Upute:

1. Zagrijte tavu s uljem na srednjoj vatri, dodajte gljive, promiješajte i kuhajte 3 minute.

2. Dodajte bosiljak i češnjak, promiješajte i kuhajte još 1 minutu.
3. Dodajte vodu, sol, papar, rajčicu i sok od limuna, promiješajte i kuhajte još nekoliko minuta.
4. Skinite s vatre, prebacite u zdjelu, ostavite sa strane da se ohladi, pospite korijanderom i poslužite.

Uživati!

Prehrana: kalorija 200, masti 2, vlakna 2, ugljikohidrati 1, proteini 10

Salsa od rajčice

To je savršen i najjednostavniji keto prilog!

Vrijeme pripreme: 2 sata
Vrijeme kuhanja: 0 minuta
Porcije: 5

Sastojci:

- 3 žute rajčice, bez sjemenki i nasjeckane
- 1 crvena rajčica, bez sjemenki i nasjeckana
- Sol i crni papar po ukusu
- 1 šalica lubenice, bez sjemenki i nasjeckane
- 1/3 šalice crvenog luka, sitno nasjeckanog
- 1 mango, oguljen, bez sjemenki i nasjeckan
- 2 jalapeno paprike, sitno nasjeckane
- ¼ šalice cilantra, sitno nasjeckanog
- 3 žlice soka od limete
- 2 žličice meda

Upute:

1. U zdjeli pomiješajte žute i crvene rajčice s mangom, lubenicom, lukom i jalapenom.

2. Dodajte cilantro, sok limete, sol, papar po ukusu i med te dobro promiješajte.
3. Zdjelu poklopite, ostavite u hladnjaku 2 sata i poslužite kao keto prilog.

Uživati!

Prehrana: kalorija 80, masti 1, vlakna 2, ugljikohidrati 1, proteini 4

Ljetna salata

Bit će to najbolja ljetna salata ikad!

Vrijeme pripreme: 10 minuta
Vrijeme kuhanja: 5 minuta
Porcije: 6

Sastojci:

- ½ šalice ekstra djevičanskog maslinovog ulja
- 1 krastavac, nasjeckan
- 2 bageta, izrezana na male kockice
- 2 litre obojenih cherry rajčica, narezanih na polovice
- Sol i crni papar po ukusu
- 1 glavica crvenog luka nasjeckana
- 3 žlice balzamičnog octa
- 1 češanj češnjaka, samljeven
- 1 vezica bosiljka, grubo nasjeckanog

Upute:

1. U zdjeli pomiješajte kockice kruha s polovicom ulja i ubacite u premaz.

2. Zagrijte tavu na srednje jakoj vatri, dodajte kruh, promiješajte, tostirajte 10 minuta, skinite s vatre, ocijedite i za sada ostavite sa strane.
3. U zdjeli pomiješajte ocat sa soli, paprom i ostatkom ulja i dobro umutite.
4. U zdjeli za salatu pomiješajte krastavce s rajčicama, lukom, češnjakom i kruhom.
5. Dodajte preljev od octa, promiješajte, pospite bosiljkom, po potrebi dodajte još soli i papra, promiješajte i poslužite.

Uživati!

Prehrana: kalorija 90, masti 0, vlakna 2, ugljikohidrati 2, proteini 4

Rajčica i Bocconcini

Ova salata jako dobro ide uz pečeni odrezak!

Vrijeme pripreme: 6 minuta
Vrijeme kuhanja: 0 minuta
Porcije: 4

Sastojci:

- 20 unci rajčice, narezane na kriške
- 2 žlice ekstra djevičanskog maslinovog ulja
- 1 i ½ žlice balzamičnog octa
- 1 žličica stevije
- 1 češanj češnjaka, sitno nasjeckan
- 8 unci baby bocconcini, ocijediti i natrgati
- 1 šalica listova bosiljka, grubo nasjeckanih
- Sol i crni papar po ukusu

Upute:

1. U zdjeli pomiješajte steviju s octom, češnjakom, uljem, soli i paprom i dobro umutite.
2. U zdjeli za salatu pomiješajte bocconcini s rajčicom i bosiljkom.

3. Dodajte preljev, prelijte i odmah poslužite kao keto prilog.

Uživati!

Prehrana: kalorija 100, masti 2, vlakna 2, ugljikohidrati 1, proteini 9

Salata od krastavaca i datulja

Ovo je vrlo zdrava keto salata! Probajte i uživajte u njegovom okusu!

Vrijeme pripreme: 10 minuta
Vrijeme kuhanja: 0 minuta
Porcije: 4

Sastojci:

- 2 engleska krastavca, nasjeckana
- 8 datulja, očišćenih od koštica i narezanih na ploške
- ¾ šalice tanko narezanog komorača
- 2 žlice vlasca, sitno nasjeckanog
- ½ šalice nasjeckanih oraha
- 2 žlice soka od limuna
- 4 žlice voćnog maslinovog ulja
- Sol i crni papar po ukusu

Upute:

1. Komade krastavca stavite na papirnati ubrus, dobro pritisnite i prebacite u zdjelu za salatu.
2. Malo ih zgnječite vilicom.
3. Dodajte datulje, komorač, vlasac i orahe i lagano promiješajte.

4. Dodajte sol, papar po ukusu, limunov sok i ulje, pomiješajte i odmah poslužite.

Uživati!

Prehrana: kalorija 80, masti 0,2, vlakna 1, ugljikohidrati 0,4, proteini 5

Jednostavna salata od patlidžana

Dobra ideja za lagani keto prilog!

Vrijeme pripreme: 10 minuta
Vrijeme kuhanja: 10 minuta
Porcije: 4

Sastojci:

- 1 patlidžan, narezan na ploške
- 1 glavica crvenog luka, narezana na ploške
- Malo repičinog ulja
- 1 avokado, očišćen od koštica i nasjeckan
- 1 žličica senfa
- 1 žlica balzamičnog octa
- 1 žlica svježeg origana, nasjeckanog
- Malo maslinovog ulja
- Sol i crni papar po ukusu
- Korica od 1 limuna
- Malo nasjeckanih grančica peršina za posluživanje

Upute:

1. Ploške crvenog luka i patlidžana premažite malo uljane repice, stavite na zagrijani kuhinjski roštilj i pecite dok ne omekšaju.
2. Prebacite ih na dasku za rezanje, ostavite da se ohlade, nasjeckajte i stavite u zdjelu.
3. Dodajte avokado i lagano promiješajte.
4. U posudi pomiješajte ocat sa senfom, origanom, maslinovim uljem, soli i paprom po ukusu.
5. Dodajte ovo u mješavinu patlidžana, avokada i luka, promiješajte, dodajte koricu limuna i peršin na vrh i poslužite.

Uživati!

Prehrana: kalorija 120, masti 3, vlakna 2, ugljikohidrati 1, proteini 8

Posebna salata sa prilogom

Jako nam se sviđa ovaj prilog na talijanski način!

Vrijeme pripreme: 2 sata i 10 minuta
Vrijeme za kuhanje: 1 sat i 30 minuta
Porcije: 12

Sastojci:

- 1 češanj češnjaka, zgnječen
- 6 patlidžana
- 1 žličica peršina, osušenog
- 1 žličica origana, osušenog
- ¼ žličice bosiljka, osušenog
- 3 žlice ekstra djevičanskog maslinovog ulja
- 2 žlice stevije
- 1 žlica balzamičnog octa
- Sol i crni papar po ukusu

Upute:

1. Patlidžane izbodite vilicom, složite u lim za pečenje, stavite u pećnicu na 350 stupnjeva F, pecite 1 sat i 30 minuta, izvadite ih iz pećnice, ostavite da se ohlade, ogulite ih, nasjeckajte i prebacite u zdjelu za salatu.

2. Dodati češnjak, ulje, peršin, steviju, origano, bosiljak, sol i papar po ukusu, promiješati, ostaviti u hladnjaku 2 sata i poslužiti.

Uživati!

Prehrana: kalorija 150, masti 1, vlakna 2, ugljikohidrati 1, proteini 8

Posebna salata od endivije i potočarke

To je tako svjež prilog koji ide uz keto pečeni odrezak!

Vrijeme pripreme: 10 minuta
Vrijeme kuhanja: 5 minuta
Porcije: 4

Sastojci:

- 4 srednje endivije, korijenje i krajeve izrezati i poprečno narezati na tanke ploške
- 1 žlica soka od limuna
- 1 ljutika sitno nasjeckana
- 1 žlica balzamičnog octa
- 2 žlice ekstra djevičanskog maslinovog ulja
- 6 žlica gustog vrhnja
- Sol i crni papar po ukusu
- 4 unce potočarke, izrezane na srednje komade
- 1 jabuka, tanko narezana
- 1 žlica nasjeckanog češnjevka
- 1 žlica nasjeckanog estragona
- 1 žlica nasjeckanog vlasca
- 1/3 šalice nasjeckanih badema
- 1 žlica nasjeckanog peršina

Upute:
1. U posudi pomiješajte limunov sok s octom, soli i ljutikom, promiješajte i ostavite da odstoji 10 minuta.
2. Dodajte maslinovo ulje, papar, promiješajte i ostavite sa strane još 2 minute.
3. U zdjelu za salatu stavite endiviju, jabuku, potočarku, vlasac, estragon, peršin i češnjevku.
4. Posolite i popaprite prema ukusu i pomiješajte.
5. Dodajte vrhnje i vinaigrette, lagano promiješajte i poslužite kao prilog s bademima na vrhu.

Uživati!

Prehrana: kalorija 200, masti 3, vlakna 5, ugljikohidrati 2, proteini 10

Indijska salata sa strane

Vrlo je zdravo i bogato!

Vrijeme pripreme: 15 minuta
Vrijeme kuhanja: 0 minuta
Porcije: 6

Sastojci:

- 3 mrkve, sitno naribane
- 2 tikvice, sitno narezane
- Svežanj rotkvica, sitno narezanih
- ½ crvenog luka, nasjeckanog
- 6 listova metvice, grubo nasjeckanih

Za preljev za salatu:

- 1 žličica senfa
- 1 žlica domaće majoneze
- 1 žlica balzamičnog octa
- 2 žlice ekstra djevičanskog maslinovog ulja
- Sol i crni papar po ukusu

Upute:

1. U zdjeli pomiješajte senf s majonezom, octom, soli i paprom po ukusu i dobro promiješajte.

2. Postepeno dodavati ulje i sve umutiti.
3. U zdjeli za salatu pomiješajte mrkvu s rotkvicama, tikvicama i listićima mente.
4. Dodajte preljev za salatu, promiješajte i držite u hladnjaku dok ne poslužite.

Uživati!

Prehrana: kalorija 140, masti 1, vlakna 2, ugljikohidrati 1, proteini 7

Chutney od indijske metvice

Ima tako jedinstvenu boju i okus! To je posebna strana za svaki odrezak!

Vrijeme pripreme: 10 minuta
Vrijeme kuhanja: 0 minuta
Porcije: 8

Sastojci:

- 1 i ½ šalice listova mente
- 1 velika hrpa cilantra
- Sol i crni papar po ukusu
- 1 zelena čili papričica, bez sjemenki
- 1 žuti luk, izrezan na srednje komade
- ¼ šalice vode
- 1 žlica soka tamarinda

Upute:

1. Stavite listiće mente i korijandera u procesor hrane i izmiksajte ih.
2. Dodajte čili papričicu, sol, crni papar, luk i pastu od tamarinda i ponovno izmiksajte.

3. Dodajte vodu, još malo miksajte dok ne dobijete kremu, prebacite u zdjelu i poslužite kao prilog ukusnom keto odresku.

Uživati!

Prehrana: kalorija 100, masti 1, vlakna 1, ugljikohidrati 0,4, proteini 6

Indijski Chutney od kokosa

Savršeno je za otmjeno ketogeno jelo u indijskom stilu!

Vrijeme pripreme: 5 minuta
Vrijeme kuhanja: 5 minuta
Porcije: 3

Sastojci:

- ½ žličice kumina
- ½ šalice naribanog kokosa
- 2 žlice već pržene chana dal
- 2 zelena čilija
- Posolite po ukusu
- 1 češanj češnjaka
- ¾ žlice ulja avokada
- ¼ žličice sjemena gorušice
- Prstohvat hing
- ½ žličice urad dal
- 1 nasjeckani crveni čili
- 1 list proljetnog curryja

Upute:

1. U svom multipraktiku pomiješajte kokos sa soli po ukusu, kimom, češnjakom, chana dalom i zelenim čilijem i dobro izmiješajte.
2. Dodajte malo vode i ponovno izmiksajte.
3. Zagrijte tavu s uljem na srednjoj vatri, dodajte crveni čili, urad dal, sjemenke gorušice, hing i curry listiće, promiješajte i kuhajte 2-3 minute.
4. Dodajte ovo u kokosov chutney, lagano promiješajte i poslužite kao prilog.

Uživati!

Prehrana: kalorija 90, masti 1, vlakna 1, ugljikohidrati 1, proteini 6

Lagani Chutney od tamarinda

Sladak je i savršeno izbalansiran! To je jedna od najboljih strana za keto jelo!

Vrijeme pripreme: 10 minuta
Vrijeme kuhanja: 35 minuta
Porcije: 10

Sastojci:

- 1 žličica sjemenki kumina
- 1 žlica uljane repice
- ½ žličice garam masale
- ½ žličice asafetide u prahu
- 1 žličica mljevenog đumbira
- ½ žličice sjemena komorača
- ½ žličice kajenskog papra
- 1 i ¼ šalice kokosovog šećera
- 2 šalice vode
- 3 žlice paste od tamarinda

Upute:

1. Zagrijte tavu s uljem na srednje jakoj vatri, dodajte đumbir, kumin, kajenski papar, asafetidu u prahu,

sjemenke komorača i garam masalu, promiješajte i kuhajte 2 minute.
2. Dodajte vodu, šećer i pastu od tamarinda, promiješajte, zakuhajte, smanjite vatru i kuhajte chutney 30 minuta.
3. Prebacite u zdjelu i ostavite da se ohladi prije nego poslužite kao prilog bifteku.

Uživati!

Prehrana: kalorija 120, masti 1, vlakna 3, ugljikohidrati 5, proteini 9

Karamelizirane paprike

Ketogeno jelo od svinjetine bit će puno bolje uz takav prilog!

Vrijeme pripreme: 10 minuta
Vrijeme kuhanja: 32 minute
Porcije: 4

Sastojci:

- 1 žlica maslinovog ulja
- 1 žličica gheeja
- 2 crvene paprike narezane na tanke trakice
- 2 glavice crvenog luka narezati na tanke trakice
- Sol i crni papar po ukusu
- 1 žličica bosiljka, osušenog

Upute:

1. Zagrijte tavu s gheejem i uljem na srednje jakoj vatri, dodajte luk i papriku, promiješajte i kuhajte 2 minute.
2. Smanjite temperaturu i kuhajte još 30 minuta uz često miješanje.
3. Posolite, popaprite i dodajte bosiljak, ponovno promiješajte, skinite s vatre i poslužite kao keto prilog.

Uživati!

Prehrana:kalorija 97, masti 4, vlakna 2, ugljikohidrati 6, proteini 2

Karamelizirana crvena blitva

Ovo je jednostavan prilog za jelo za večeru!

Vrijeme pripreme: 10 minuta
Vrijeme kuhanja: 20 minuta
Porcije: 4

Sastojci:

- 2 žlice maslinovog ulja
- 1 žuti luk nasjeckan
- 2 žlice kapara
- Sok od 1 limuna
- Sol i crni papar po ukusu
- 1 žličica palminog šećera
- 1 vezica crvene blitve nasjeckane
- ¼ šalice kalamata maslina, bez koštica i nasjeckanih

Upute:

1. Zagrijte tavu s uljem na srednjoj vatri, dodajte luk, promiješajte i pržite 4 minute.
2. Dodajte palmin šećer i dobro promiješajte.
3. Dodajte masline i blitvu, promiješajte i kuhajte još 10 minuta.

4. Dodajte kapare, limunov sok, sol i papar, promiješajte i kuhajte još 3 minute.
5. Podijelite na tanjure i poslužite kao keto prilog.

Uživati!

Prehrana: kalorija 119, masti 7, vlakna 3, ugljikohidrati 7, proteini 2

Poseban ljetni prilog od kelja

Ovo je savršeno kao keto prilog za ljetni užitak!

Vrijeme pripreme: 10 minuta
Vrijeme kuhanja: 45 minuta
Porcije: 4

Sastojci:

- 2 šalice vode
- 1 žlica balzamičnog octa
- 1/3 šalice badema, prženih
- 3 češnja češnjaka, mljevena
- 1 vezica kelja kuhanog na pari i nasjeckanog
- 1 manja glavica žutog luka nasjeckana
- 2 žlice maslinovog ulja

Upute:

1. Zagrijte tavu s uljem na srednjoj vatri, dodajte luk, promiješajte i kuhajte 10 minuta.
2. Dodajte češnjak, promiješajte i kuhajte 1 minutu.
3. Dodajte vodu i kelj, poklopite posudu i kuhajte 30 minuta.

4. Dodajte sol, papar, balzamični ocat i bademe, promiješajte, podijelite na tanjure i poslužite kao prilog.

Uživati!

Prehrana: kalorija 170, masti 11, vlakna 3, ugljikohidrati 7, proteini 7

Nevjerojatna salata od kupusa

Coleslaws su vrlo poznati! Danas vam preporučujemo jedan keto!

Vrijeme pripreme: 10 minuta
Vrijeme kuhanja: 0 minuta
Porcije: 4

Sastojci:

- 1 manja glavica zelenog kupusa, nasjeckana
- Sol i crni papar po ukusu
- 6 žlica majoneze
- Sol i crni papar po ukusu
- 1 prstohvat sjemena komorača
- Sok od ½ limuna
- 1 žlica Dijon senfa

Upute:

1. U zdjeli pomiješajte kupus sa soli i limunovim sokom, dobro promiješajte i ostavite sa strane 10 minuta.
2. Kupus dobro protisnite, dodajte još soli i papra, sjemenki komorača, majoneze i senfa.
3. Pomiješajte i poslužite.

Uživati!

Prehrana:kalorija 150, masti 3, vlakna 2, ugljikohidrati 2, proteini 7

Jednostavan prženi kupus

Kupus je tako svestrano povrće! Probajte ovaj nevjerojatan prilog što prije!

Vrijeme pripreme: 10 minuta
Vrijeme kuhanja: 15 minuta
Porcije: 4

Sastojci:

- 1 i ½ funte zelenog kupusa, nasjeckanog
- Sol i crni papar po ukusu
- 3,5 unce gheeja
- Prstohvat slatke paprike

Upute:

1. Zagrijte tavu s gheejem na srednjoj vatri.
2. Dodajte kupus i kuhajte 15 minuta često miješajući.
3. Posolite, popaprite i dodajte papriku, promiješajte, kuhajte još 1 minutu, podijelite na tanjure i poslužite.

Uživati!

Prehrana: kalorija 200, masti 4, vlakna 2, ugljikohidrati 3, proteini 7

Ukusne mahune i avokado

Poslužite ovo uz ukusno riblje jelo!

Vrijeme pripreme: 10 minuta
Vrijeme kuhanja: 5 minuta
Porcije: 4

Sastojci:

- 2/3 funte zelenog graha, podrezanog
- Sol i crni papar po ukusu
- 3 žlice maslinovog ulja
- 2 avokada, oguljena i oguljena
- 5 mladog luka, nasjeckanog
- Šaka cilantra, nasjeckanog

Upute:

1. Zagrijte tavu s uljem na srednje jakoj vatri, dodajte mahune, promiješajte i kuhajte 4 minute.
2. Posolite i popaprite, promiješajte, maknite s vatre i prebacite u zdjelu.
3. U drugoj zdjeli pomiješajte avokado sa soli i paprom te zgnječite vilicom.
4. Dodajte luk i dobro promiješajte.

5. Dodajte ovo preko zelenih mahuna, promiješajte i poslužite s nasjeckanim cilantrom na vrhu.

Uživati!

Prehrana:kalorija 200, masti 5, vlakna 3, ugljikohidrati 4, proteini 6

Varivo od kozica

Jeste li ikada probali ovako nešto?

Vrijeme pripreme: 10 minuta
Vrijeme kuhanja: 15 minuta
Porcije: 6

Sastojci:

- ¼ šalice žutog luka, nasjeckanog
- ¼ šalice maslinovog ulja
- 1 češanj češnjaka, samljeven
- 1 i ½ funte škampa, oguljenih i očišćenih
- ¼ šalice crvene paprike, pečene i nasjeckane
- 14 unci konzerviranih rajčica, nasjeckanih
- ¼ šalice cilantra, nasjeckanog
- 2 žlice sriracha umaka
- 1 šalica kokosovog mlijeka
- Sol i crni papar po ukusu
- 2 žlice soka od limete

Upute:

1. Zagrijte tavu s uljem na srednje jakoj vatri, dodajte luk, promiješajte i kuhajte 4 minute.

2. Dodajte papriku i češnjak, promiješajte i kuhajte još 4 minute.
3. Dodajte cilantro, rajčice i škampe, promiješajte i kuhajte dok škampi ne porumene.
4. Dodajte kokosovo mlijeko i sriracha umak, promiješajte i pustite da lagano kuha.
5. Dodajte sol, papar i sok od limete, promiješajte, prebacite u zdjelice i poslužite.

Uživati!

Prehrana: kalorija 250, masti 12, vlakna 3, ugljikohidrati 5, proteini 20

Škampi Alfredo

Izgleda nevjerojatno!

Vrijeme pripreme: 10 minuta
Vrijeme kuhanja: 20 minuta
Porcije: 4

Sastojci:

- 8 unci gljiva, nasjeckanih
- 1 hrpa šparoga, izrezana na srednje komade
- 1 funta škampa, oguljenih i očišćenih
- Sol i crni papar po ukusu
- 1 špageti, izrezane na polovice
- 2 žlice maslinovog ulja
- 2 žličice talijanskog začina
- 1 žuti luk nasjeckan
- 1 žličica mljevene crvene paprike
- ¼ šalice gheeja
- 1 šalica parmezana, naribanog
- 2 režnja češnjaka, mljevena
- 1 šalica gustog vrhnja

Upute:
1. Stavite polovice tikvica na obložen lim za pečenje, stavite u pećnicu na 425 stupnjeva F i pecite 40 minuta.
2. Izvadite unutrašnjost i stavite u zdjelu.
3. U lonac stavite vodu, posolite, zakuhajte na srednjoj vatri, dodajte šparoge, kuhajte na pari par minuta, premjestite u posudu s ledenom vodom, ocijedite i također ostavite sa strane.
4. Zagrijte tavu s uljem na srednjoj vatri, dodajte luk i gljive, promiješajte i kuhajte 7 minuta.
5. Dodajte papriku, talijanski začin, sol, papar, bundevu i šparoge, promiješajte i kuhajte još nekoliko minuta.
6. Zagrijte drugu tavu s gheejem na srednjoj vatri, dodajte vrhnje, češnjak i parmezan, promiješajte i kuhajte 5 minuta.
7. U tavu dodajte škampe, promiješajte i kuhajte 7 minuta.
8. Povrće razdijelite na tanjure, pospite škampima i umakom i poslužite.

Uživati!

Prehrana: kalorija 455, masti 6, vlakna 5, ugljikohidrati 4, proteini 13

Juha od škampa i graška

To je jedan od najboljih načina da uživate u škampima!

Vrijeme pripreme: 10 minuta
Vrijeme kuhanja: 10 minuta
Porcije: 4

Sastojci:

- 4 mladog luka, nasjeckanog
- 1 i ½ žlice kokosovog ulja
- 1 manji korijen đumbira, sitno nasjeckan
- 8 šalica pilećeg temeljca
- ¼ šalice kokosovih aminokiselina
- 5 unci konzerviranih izdanaka bambusa, narezanih
- Crni papar po ukusu
- ¼ žličice ribljeg umaka
- 1 funta škampa, oguljenih i očišćenih
- ½ funte snježnog graška
- 1 žlica sezamovog ulja
- ½ žlice čili ulja

Upute:

1. Zagrijte lonac s kokosovim uljem na srednje jakoj vatri, dodajte mladi luk i đumbir, promiješajte i kuhajte 2 minute.
2. Dodajte kokosove aminokiseline, temeljac, crni papar i riblji umak, promiješajte i pustite da zavrije.
3. Dodajte škampe, grašak i izdanke bambusa, promiješajte i kuhajte 3 minute.
4. Dodajte sezamovo ulje i vruće čili ulje, promiješajte, podijelite u zdjelice i poslužite.

Uživati!

Prehrana: kalorija 200, masti 3, vlakna 2, ugljikohidrati 4, proteini 14

Jednostavno jelo od dagnji

Za ukusno i brzo jelo potrebni su vam samo jednostavni sastojci!

Vrijeme pripreme: 5 minuta
Vrijeme kuhanja: 5 minuta
Porcije: 4

Sastojci:

- Dagnje od 2 funte, bez brade i oribane
- 2 režnja češnjaka, mljevena
- 1 žlica gheeja
- Malo soka od limuna

Upute:

1. Stavite malo vode u lonac, dodajte dagnje, pustite da zavrije na srednjoj vatri, kuhajte 5 minuta, skinite s vatre, bacite neotvorene dagnje i prebacite ih u zdjelu.
2. U drugoj zdjeli pomiješajte ghee s češnjakom i limunovim sokom, umutite i zagrijte u mikrovalnoj pećnici 1 minutu.
3. Prelijte dagnje i odmah ih poslužite.

Uživati!

Prehrana:kalorija 50, masti 1, vlakna 0, ugljikohidrati 0,5, proteini 2

Jednostavni prženi lignji i ukusan umak

Ovo je jedno od naših omiljenih jela od keto lignji!

Vrijeme pripreme: 10 minuta
Vrijeme kuhanja: 20 minuta
Porcije: 2

Sastojci:

- 1 lignja, izrezana na srednje kolutiće
- Prstohvat kajenskog papra
- 1 jaje, umućeno
- 2 žlice kokosovog brašna
- Sol i crni papar po ukusu
- Kokosovo ulje za prženje
- 1 žlica limunovog soka
- 4 žlice majoneze
- 1 žličica sriracha umaka

Upute:

1. Kolutiće lignji začinite solju, paprom i kajenskom paprikom te ih stavite u zdjelu.
2. U zdjeli umutiti jaje sa soli, paprom i kokosovim brašnom i dobro umutiti.

3. U ovu smjesu ubacite kolutove lignji.
4. Zagrijte tavu s dovoljno kokosovog ulja na srednje jakoj vatri, dodajte kolutove lignji, pecite ih dok ne porumene s obje strane.
5. Prebacite na papirnate ubruse, ocijedite od masnoće i stavite u zdjelu.
6. U drugoj zdjeli pomiješajte majonezu s limunovim sokom i sriracha umakom, dobro promiješajte i poslužite kolutiće lignji s ovim umakom sa strane.

Uživati!

Prehrana: kalorija 345, masti 32, vlakna 3, ugljikohidrati 3, proteini 13

Pečeni kalamari i škampi

Ovo ketogeno jelo od plodova mora je odlično!

Vrijeme pripreme: 10 minuta
Vrijeme kuhanja: 20 minuta
Porcije: 1

Sastojci:

- 8 unci lignji, izrezanih na srednje kolutiće
- 7 unci škampa, oguljenih i očišćenih
- 1 jaje
- 3 žlice kokosovog brašna
- 1 žlica kokosovog ulja
- 2 žlice nasjeckanog avokada
- 1 žličica paste od rajčice
- 1 žlica majoneze
- Malo Worcestershire umaka
- 1 žličica soka od limuna
- 2 kriške limuna
- Sol i crni papar po ukusu
- ½ žličice kurkume

Upute:
1. U zdjeli umutiti jaje s kokosovim uljem.
2. Dodajte kolutiće lignji i škampe i pomiješajte.
3. U drugoj posudi pomiješajte brašno sa soli, paprom i kurkumom te promiješajte.
4. U ovu mješavinu ubacite lignje i škampe, sve stavite na obložen lim za pečenje, stavite u pećnicu na 400 stupnjeva F i pecite 10 minuta.
5. Lignje i škampe okrenite i pecite još 10 minuta.
6. U međuvremenu, u zdjeli pomiješajte avokado s majonezom i pastom od rajčice te zgnječite vilicom.
7. Dodajte Worcestershire umak, limunov sok, sol i papar i dobro promiješajte.
8. Pečene lignje i škampe rasporedite po tanjurima i poslužite s umakom i limunovim sokom sa strane.

Uživati!

Prehrana: kalorija 368, masti 23, vlakna 3, ugljikohidrati 10, proteini 34

Salata od hobotnice

Tako je svjež i lagan!

Vrijeme pripreme: 10 minuta
Vrijeme kuhanja: 40 minuta
Porcije: 2

Sastojci:

- 21 unca hobotnice, isprane
- Sok od 1 limuna
- 4 stabljike celera, nasjeckane
- 3 unce maslinovog ulja
- Sol i crni papar po ukusu
- 4 žlice nasjeckanog peršina

Upute:

1. Hobotnicu stavite u lonac, zalijte vodom da prekrije, poklopite lonac, zakuhajte na srednjoj vatri, kuhajte 40 minuta, ocijedite i ostavite sa strane da se ohladi.
2. Nasjeckajte hobotnicu i stavite je u zdjelu za salatu.
3. Dodajte stabljike celera, peršin, ulje i sok od limuna i dobro promiješajte.

4. Začinite solju i paprom, ponovno promiješajte i poslužite.

Uživati!

Prehrana:kalorija 140, masti 10, vlakna 3, ugljikohidrati 6, proteini 23

Gusta juha od školjaka

Savršen je za vrlo hladan zimski dan!

Vrijeme pripreme: 10 minuta
Vrijeme kuhanja: 2 sata
Porcije: 4

Sastojci:

- 1 šalica nasjeckanih stabljika celera
- Sol i crni papar po ukusu
- 1 žličica majčine dušice, mljevene
- 2 šalice pilećeg temeljca
- 14 unci konzerviranih dječjih školjki
- 2 šalice vrhnja za šlag
- 1 šalica luka, nasjeckanog
- 13 šnita slanine nasjeckane

Upute:

1. Zagrijte tavu na srednjoj vatri, dodajte ploške slanine, zažutite ih i prebacite u zdjelu.
2. Istu tavu zagrijte na srednjoj vatri, dodajte celer i luk, promiješajte i kuhajte 5 minuta.

3. Prebacite sve u svoj Crockpot, također dodajte slaninu, školjke, sol, papar, temeljac, majčinu dušicu i vrhnje za šlag, promiješajte i kuhajte na visokoj temperaturi 2 sata.
4. Podijelite u zdjelice i poslužite.

Uživati!

Prehrana:kalorija 420, masti 22, vlakna 0, ugljikohidrati 5, proteini 25

Ukusni iverak i škampi

Upravo ste dobili priliku naučiti nevjerojatan keto recept!

Vrijeme pripreme: 10 minuta
Vrijeme kuhanja: 20 minuta
Porcije: 4

Sastojci:

Za začin:

- 2 žličice luka u prahu
- 2 žličice majčine dušice, osušene
- 2 žličice slatke paprike
- 2 žličice češnjaka u prahu
- Sol i crni papar po ukusu
- ½ žličice pimenta, mljevenog
- 1 žličica origana, osušenog
- Prstohvat kajenskog papra
- ¼ žličice mljevenog muškatnog oraščića
- ¼ žličice klinčića
- Prstohvat cimeta u prahu

Za etouffee:

- 2 ljutike, nasjeckane

- 1 žlica gheeja
- 8 unci slanine, narezane na kriške
- 1 zelena paprika, nasjeckana
- 1 štapić celera, nasjeckanog
- 2 žlice kokosovog brašna
- 1 rajčica, nasjeckana
- 4 češnja češnjaka, mljevena
- 8 unci škampa, oguljenih, očišćenih i nasjeckanih
- 2 šalice pilećeg temeljca
- 1 žlica kokosovog mlijeka
- Šaka nasjeckanog peršina
- 1 žličica Tabasco umaka
- Sol i crni papar po ukusu

Za iverak:

- 4 fileta iverka
- 2 žlice gheeja

Upute:

1. U zdjeli pomiješajte papriku s majčinom dušicom, češnjakom i lukom u prahu, soli, paprom, origanom, pimentom, kajenskim paprom, klinčićima, muškatnim oraščićem i cimetom te promiješajte.
2. Od ove mješavine odvojite 2 žlice, ostatkom istrljajte iverak i ostavite sa strane.
3. Zagrijte tavu na srednjoj vatri, dodajte slaninu, promiješajte i kuhajte 6 minuta.
4. Dodajte celer, papriku, ljutiku i 1 žlicu gheea, promiješajte i kuhajte 4 minute.
5. Dodajte rajčicu i češnjak, promiješajte i kuhajte 4 minute.
6. Dodajte kokosovo brašno i ostavljene začine, promiješajte i kuhajte još 2 minute.
7. Dodajte pileći temeljac i zakuhajte.
8. U međuvremenu zagrijte tavu s 2 žlice gheeja na srednje jakoj vatri, dodajte ribu, kuhajte 2 minute, okrenite i režite još 2 minute.
9. U tavu s temeljcem dodajte kozice, promiješajte i kuhajte 2 minute.
10. Dodajte peršin, sol, papar, kokosovo mlijeko i Tabasco umak, promiješajte i skinite s vatre.

11. Podijelite ribu na tanjure, prelijte umakom od kozica i poslužite.

Uživati!

Prehrana:kalorija 200, masti 5, vlakna 7, ugljikohidrati 4, proteini 20

Salata od kozica

Poslužite ovu svježu salatu večeras za večeru!

Vrijeme pripreme: 10 minuta
Vrijeme kuhanja: 10 minuta
Porcije: 4

Sastojci:

- 2 žlice maslinovog ulja
- 1 funta škampa, oguljenih i očišćenih
- Sol i crni papar po ukusu
- 2 žlice soka od limete
- 3 endivije, listovi odvojeni
- 3 žlice nasjeckanog peršina
- 2 žličice nasjeckane metvice
- 1 žlica nasjeckanog estragona
- 1 žlica soka od limuna
- 2 žlice majoneze
- 1 žličica korice limete
- ½ šalice kiselog vrhnja

Upute:

1. U zdjeli pomiješajte kozice sa solju, paprom i maslinovim uljem, pomiješajte ih da se obliže i rasporedite ih po obloženom limu za pečenje.
2. Stavite škampe u pećnicu na 400 stupnjeva F i pecite 10 minuta.
3. Dodajte sok limete, ponovno ih promiješajte i ostavite sa strane.
4. U posudi pomiješajte majonezu s kiselim vrhnjem, koricom limete, limunovim sokom, solju, paprom, estragonom, metvicom i peršinom i dobro promiješajte.
5. Nasjeckajte škampe, dodajte preljevu za salatu, promiješajte da sve prekrije i žlicom ubacite u listove endivije.
6. Poslužite odmah.

Uživati!

Prehrana: kalorija 200, masti 11, vlakna 2, ugljikohidrati 1, proteini 13

Ukusne kamenice

Ovo posebno i aromatizirano jelo je ovdje da vas impresionira!

Vrijeme pripreme: 10 minuta
Vrijeme kuhanja: 0 minuta
Porcije: 4

Sastojci:

- 12 kamenica, oljuštenih
- Sok od 1 limuna
- Sok od 1 naranče
- Korica od 1 naranče
- Sok od 1 limete
- Korica od 1 limete
- 2 žlice kečapa
- 1 Serrano čili papričica, nasjeckana
- 1 šalica soka od rajčice
- ½ žličice đumbira, naribanog
- ¼ žličice češnjaka, mljevenog
- Posolite po ukusu
- ¼ šalice maslinovog ulja
- ¼ šalice cilantra, nasjeckanog

- ¼ šalice mladog luka, nasjeckanog

Upute:
1. U zdjeli pomiješajte limunov sok, narančin sok, narančinu koricu, sok i koricu limete, kečap, čili papričicu, sok od rajčice, đumbir, češnjak, ulje, mladi luk, cilantro i sol te dobro promiješajte.
2. Žlicom to stavite u kamenice i poslužite ih.

Uživati!

Prehrana: kalorija 100, masti 1, vlakna 0, ugljikohidrati 2, proteini 5

Nevjerojatne rolice od lososa

Ovo azijsko jelo je jednostavno ukusno!

Vrijeme pripreme: 10 minuta
Vrijeme kuhanja: 0 minuta
Porcije: 12

Sastojci:

- 2 nori sjemenke
- 1 manji avokado, bez koštice, oguljen i sitno nasjeckan
- 6 unci dimljenog lososa. Narezan na kriške
- 4 unce krem sira
- 1 krastavac, narezan na ploške
- 1 žličica wasabi paste
- Ubrani đumbir za posluživanje

Upute:

1. Stavite nori listove na podlogu za sushi.
2. Na njih rasporedite ploške lososa te također ploške avokada i krastavca.
3. U zdjeli pomiješajte krem sir s wasabi pastom i dobro promiješajte.

4. Premažite to preko kriški krastavca, zarolajte nori listiće, dobro pritisnite, svaki narežite na 6 dijelova i poslužite s ukiseljenim đumbirom.

Uživati!

Prehrana: kalorija 80, masti 6, vlakna 1, ugljikohidrati 2, proteini 4

Ražnjići od lososa

Lako ih je napraviti i jako su zdravi!

Vrijeme pripreme: 10 minuta
Vrijeme kuhanja: 8 minuta
Porcije: 4

Sastojci:

- 12 unci fileta lososa, narezanog na kocke
- 1 glavica crvenog luka, narezana na kockice
- ½ crvene paprike narezane na kockice
- ½ zelene paprike narezane na kockice
- ½ narančaste paprike narezane na kockice
- Sok od 1 limuna
- Sol i crni papar po ukusu
- Malo maslinovog ulja

Upute:

1. Nabodite ražnjiće s lukom, crvenom, zelenom i narančastom paprikom i kockicama lososa.
2. Posolite ih, popaprite, pokapajte uljem i limunovim sokom i stavite na prethodno zagrijani roštilj na srednje jaku vatru.

3. Pecite 4 minute sa svake strane, podijelite na tanjure i poslužite.

Uživati!

Prehrana: kalorija 150, masti 3, vlakna 6, ugljikohidrati 3, proteini 8

Škampi na žaru

Ovo je savršeno! Samo provjerite!

Vrijeme pripreme: 20 minuta
Vrijeme kuhanja: 10 minuta
Porcije: 4

Sastojci:

- 1 funta škampa, oguljenih i očišćenih
- 1 žlica soka od limuna
- 1 češanj češnjaka, samljeven
- ½ šalice listova bosiljka
- 1 žlica pinjola, prženih
- 2 žlice parmezana, naribanog
- 2 žlice maslinovog ulja
- Sol i crni papar po ukusu

Upute:

1. U sjeckalici pomiješajte parmezan s bosiljkom, češnjakom, pinjolima, uljem, soli, paprom i limunovim sokom te dobro izmiješajte.
2. Prebacite to u zdjelu, dodajte škampe, promiješajte i ostavite sa strane 20 minuta.

3. Navucite ražnjiće s mariniranim škampima, stavite ih na prethodno zagrijani roštilj na srednje jaku vatru, pecite 3 minute, okrenite i pecite još 3 minute.
4. Rasporedite na tanjure i poslužite.

Uživati!

Prehrana:kalorija 185, masti 11, vlakna 0, ugljikohidrati 2, proteini 13

Salata od liganja

Odličan izbor za ljetni dan!

Vrijeme pripreme: 30 minuta
Vrijeme kuhanja: 4 minute
Porcije: 4

Sastojci:
- 2 duga crvena čilija, nasjeckana
- 2 mala crvena čilija, nasjeckana
- 2 režnja češnjaka, mljevena
- 3 zelena luka, nasjeckana
- 1 žlica balzamičnog octa
- Sol i crni papar po ukusu
- Sok od 1 limuna
- Kapulice lignji od 6 funti, pipci rezervirani
- 3,5 unce maslinovog ulja
- 3 unce rukole za posluživanje

Upute:
1. U zdjeli pomiješajte dugi crveni čili s malim crvenim čilijem, mladi luk, ocat, pola ulja, češnjak, sol, papar i limunov sok te dobro promiješajte.

2. Stavite lignje i pipke u zdjelu, začinite solju i paprom, pokapajte ostatkom ulja, promiješajte da se oblože i stavite na prethodno zagrijani roštilj na srednje jaku vatru.
3. Pecite 2 minute sa svake strane i prebacite u marinadu od čilija koju ste napravili.
4. Pomiješajte i ostavite sa strane 30 minuta.
5. Rasporedite rukolu na tanjure, prelijte lignjama i marinadom i poslužite.

Uživati!

Prehrana: kalorija 200, masti 4, vlakna 2, ugljikohidrati 2, proteini 7

Salata od bakalara

Uvijek se isplati isprobati nešto novo!

Vrijeme pripreme: 2 sata i 10 minuta
Vrijeme kuhanja: 20 minuta
Porcije: 8

Sastojci:
- 2 šalice pimiento paprike u staklenkama, nasjeckane
- 2 funte slanog bakalara
- 1 šalica nasjeckanog peršina
- 1 šalica kalamata maslina, očišćenih od koštica i nasjeckanih
- 6 žlica kapara
- ¾ šalice maslinovog ulja
- Sol i crni papar po ukusu
- Sok od 2 limuna
- 4 češnja češnjaka, mljevena
- 2 rebra celera, nasjeckana
- ½ žličice pahuljica crvenog čilija
- 1 glavica escarole, listovi odvojeni

Upute:
1. Bakalar stavite u lonac, zalijte vodom da bude pokriven, zakuhajte na srednjoj vatri, kuhajte 20 minuta, ocijedite i narežite na srednje komade.
2. Stavite bakalar u zdjelu za salatu, dodajte papriku, peršin, masline, kapare, celer, češnjak, limunov sok, sol, papar, maslinovo ulje i čili pahuljice i pomiješajte.
3. Posložite listove escarole na pladanj, dodajte salatu od bakalara i poslužite.

Uživati!

Prehrana: kalorija 240, masti 4, vlakna 2, ugljikohidrati 6, proteini 9

Salata od srdela

To je bogata i hranjiva zimska salata koju uskoro morate probati!

Vrijeme pripreme: 10 minuta
Vrijeme kuhanja: 0 minuta
Porcije: 1

Sastojci:

- 5 unci konzerviranih sardina u ulju
- 1 žlica limunovog soka
- 1 manji krastavac, nasjeckan
- ½ žlice senfa
- Sol i crni papar po ukusu

Upute:

1. Srdele ocijedite, stavite u zdjelu i zgnječite vilicom.
2. Dodajte sol, papar, krastavac, limunov sok i senf, dobro promiješajte i poslužite hladno.

Uživati!

Prehrana: kalorija 200, masti 20, vlakna 1, ugljikohidrati 0, proteini 20

Talijanski užitak od školjki

To je poseban talijanski užitak! Poslužite ovo nevjerojatno jelo svojoj obitelji!

Vrijeme pripreme: 10 minuta
Vrijeme kuhanja: 10 minuta
Porcije: 6

Sastojci:

- ½ šalice gheeja
- 36 školjki, oribane
- 1 žličica mljevene crvene paprike
- 1 žličica nasjeckanog peršina
- 5 češnjaka, mljevenog
- 1 žlica origana, osušenog
- 2 šalice bijelog vina

Upute:

1. Zagrijte tavu s gheejem na srednjoj vatri, dodajte češnjak, promiješajte i kuhajte 1 minutu.
2. Dodajte peršin, origano, vino i papar u listićima i dobro promiješajte.

3. Dodajte školjke, promiješajte, poklopite i kuhajte 10 minuta.
4. Neotvorene školjke, školjke i njihovu mješavinu bacite u zdjelice i poslužite.

Uživati!

Prehrana: kalorija 224, masti 15, vlakna 2, ugljikohidrati 3, proteini 4

Losos glaziran narančom

Ovo morate probati uskoro! To je ukusan recept za keto ribu!

Vrijeme pripreme: 10 minuta
Vrijeme kuhanja: 10 minuta
Porcije: 2

Sastojci:

- 2 limuna, narezana na kriške
- 1 funta divljeg lososa, bez kože i na kockice
- ¼ šalice balzamičnog octa
- ¼ šalice soka od crvene naranče
- 1 žličica kokosovog ulja
- 1/3 šalice marmelade od naranče, bez dodanog šećera

Upute:

1. Zagrijte lonac na srednjoj vatri, dodajte ocat, sok od naranče i marmeladu, dobro promiješajte, pustite da lagano kuha 1 minutu, smanjite temperaturu, kuhajte dok se malo ne zgusne i skinite s vatre.
2. Posložite kriške lososa i limuna na ražnjiće i premažite ih s jedne strane glazurom od naranče.

3. Premažite kuhinjski roštilj kokosovim uljem i zagrijte ga na srednjoj vatri.
4. Stavite ražnjiće od lososa na roštilj glaziranom stranom prema dolje i pecite 4 minute.
5. Okrenite ćevape, premažite ih ostatkom glazure od naranče i pecite još 4 minute.
6. Poslužite odmah.

Uživati!

Prehrana:kalorija 160, masti 3, vlakna 2, ugljikohidrati 1, proteini 8

Ukusan umak od tune i chimichurrija

Tko ne bi volio ovo keto jelo?

Vrijeme pripreme: 10 minuta
Vrijeme kuhanja: 5 minuta
Porcije: 4

Sastojci:

- ½ šalice cilantra, nasjeckanog
- 1/3 šalice maslinovog ulja
- 2 žlice maslinovog ulja
- 1 manja glavica crvenog luka nasjeckana
- 3 žlice balzamičnog octa
- 2 žlice nasjeckanog peršina
- 2 žlice nasjeckanog bosiljka
- 1 jalapeno papričica, nasjeckana
- Odrezak tune od 1 funte za sushi
- Sol i crni papar po ukusu
- 1 žličica pahuljica crvene paprike
- 1 žličica majčine dušice, nasjeckane
- Prstohvat kajenskog papra
- 3 češnja češnjaka, mljevena

- 2 avokada, bez koštica, oguljena i narezana na ploške
- 6 unci mlade rikule

Upute:

1. U zdjeli pomiješajte 1/3 šalice ulja s jalapenom, octom, lukom, cilantrom, bosiljkom, češnjakom, peršinom, papričicom, majčinom dušicom, kajenskom paprikom, soli i paprom, dobro promiješajte i za sada ostavite sa strane.
2. Zagrijte tavu s ostatkom ulja na srednje jakoj vatri, dodajte tunjevinu, začinite solju i paprom, pecite 2 minute sa svake strane, prebacite na dasku za rezanje, ostavite sa strane da se malo ohladi i narežite.
3. Pomiješajte rikulu s polovicom mješavine chimichurrija koju ste napravili i ubacite u premaz.
4. Podijelite rikulu na tanjure, na vrh stavite kriške tune, pokapajte ostatkom chimichurri umaka i poslužite s kriškama avokada sa strane.

Uživati!

Prehrana: kalorija 186, masti 3, vlakna 1, ugljikohidrati 4, proteini 20

Zalogaji lososa i umak od čilija

Ovo je nevjerojatna i super ukusna kombinacija!

Vrijeme pripreme: 10 minuta
Vrijeme kuhanja: 15 minuta
Porcije: 6

Sastojci:

- 1 i ¼ šalice kokosa, osušenog i nezaslađenog
- 1 funta lososa, narezanog na kocke
- 1 jaje
- Sol i crni papar
- 1 žlica vode
- 1/3 šalice kokosovog brašna
- 3 žlice kokosovog ulja

Za umak:

- ¼ žličice agar agara
- 3 češnja češnjaka nasjeckana
- ¾ šalice vode
- 4 tajlandska crvena čilija, nasjeckana
- ¼ šalice balzamičnog octa
- ½ šalice stevije

- Prstohvat soli

Upute:
1. U zdjeli pomiješajte brašno sa soli i paprom i promiješajte.
2. U drugoj zdjeli umutite jaje i 1 žlicu vode.
3. U treću zdjelu stavite kokos.
4. Kockice lososa umočite u brašno, jaje pa u kokos i stavite na tanjur.
5. Zagrijte tavu s kokosovim uljem na srednje jakoj vatri, dodajte zalogaje lososa, pecite 3 minute sa svake strane i prebacite ih na papirnate ručnike.
6. Zagrijte tavu s ¾ šalice vode na jakoj vatri, pospite agar agar i zakuhajte.
7. Kuhajte 3 minute i skinite s vatre.
8. U blenderu pomiješajte češnjak s čilijem, octom, stevijom i prstohvatom soli i dobro izmiksajte.
9. Prebacite to u malu tavu i zagrijte na srednje jakoj vatri.
10. Promiješajte, dodajte mješavinu agara i kuhajte 3 minute.
11. Poslužite zalogaje lososa s umakom od čilija sa strane.

Uživati!

Prehrana: kalorija 50, masti 2, vlakna 0, ugljikohidrati 4, proteini 2

irske školjke

Izvrsna ideja za vašu večeru!

Vrijeme pripreme: 10 minuta
Vrijeme kuhanja: 10 minuta
Porcije: 4

Sastojci:

- 2 funte očišćenih školjki
- 3 unce pancete
- 1 žlica maslinovog ulja
- 3 žlice gheeja
- 2 režnja češnjaka, mljevena
- 1 boca jabukovače
- Sol i crni papar po ukusu
- Sok od ½ limuna
- 1 manja zelena jabuka, nasjeckana
- 2 proljetna majčina dušica, nasjeckana

Upute:

1. Zagrijte tavu s uljem na srednje jakoj vatri, dodajte pancetu, pržite 3 minute i smanjite temperaturu na srednju.

2. Dodajte ghee, češnjak, sol, papar i ljutiku, promiješajte i kuhajte 3 minute.
3. Ponovno pojačajte vatru, dodajte jabukovaču, dobro promiješajte i kuhajte 1 minutu.
4. Dodajte školjke i majčinu dušicu, poklopite posudu i pirjajte 5 minuta.
5. Neotvorene školjke bacite, dodajte limunov sok i komadiće jabuke, promiješajte i podijelite u zdjelice.
6. Poslužite vruće.

Uživati!

Prehrana: kalorija 100, masti 2, vlakna 1, ugljikohidrati 1, proteini 20

Pečene jakobove kapice i pečeno grožđe

Posebna prilika zahtijeva posebno jelo! Probajte ove keto školjke!

Vrijeme pripreme: 5 minuta
Vrijeme kuhanja: 10 minuta
Porcije: 4

Sastojci:

- 1 funta jakobovih kapica
- 3 žlice maslinovog ulja
- 1 ljutika, nasjeckana
- 3 češnja češnjaka, mljevena
- 2 šalice špinata
- 1 šalica pilećeg temeljca
- 1 glavica salate romanesco
- 1 i ½ šalice crvenog grožđa, prerezanog na polovice
- ¼ šalice oraha, prženih i nasjeckanih
- 1 žlica gheeja
- Sol i crni papar po ukusu

Upute:

1. Stavite romanesco u procesor hrane, izmiksajte i prebacite u zdjelu.

2. Zagrijte tavu s 2 žlice ulja na srednje jakoj vatri, dodajte ljutiku i češnjak, promiješajte i kuhajte 1 minutu.
3. Dodajte romanesco, špinat i 1 šalicu temeljca, promiješajte, kuhajte 3 minute, pomiješajte uronjenom miješalicom i skinite s vatre.
4. Zagrijte drugu tavu s 1 žlicom ulja i ghee na srednje jakoj vatri, dodajte jakobove kapice, začinite solju i paprom, kuhajte 2 minute, okrenite i pržite još 1 minutu.
5. Podijelite romanesco smjesu na tanjure, dodajte jakobove kapice sa strane, pospite orasima i grožđem i poslužite.

Uživati!

Prehrana: kalorija 300, masti 12, vlakna 2, ugljikohidrati 6, proteini 20

Kamenice i Pico De Gallo

Okusnog je i vrlo ukusnog!

Vrijeme pripreme: 10 minuta
Vrijeme kuhanja: 10 minuta
Porcije: 6

Sastojci:

- 18 kamenica, očišćenih
- Šaka cilantra, nasjeckanog
- 2 rajčice, nasjeckane
- 1 jalapeno papričica, nasjeckana
- ¼ šalice crvenog luka, sitno nasjeckanog
- Sol i crni papar po ukusu
- ½ šalice Monterey Jack sira, nasjeckanog
- 2 limete, izrezane na kriške
- Sok od 1 limete

Upute:

1. U zdjeli pomiješajte luk s jalapenom, cilantrom, rajčicama, soli, paprom i sokom limete te dobro promiješajte.

2. Stavite kamenice na prethodno zagrijani roštilj na srednje jaku vatru, pokrijte roštilj i kuhajte 7 minuta dok se ne otvore.
3. Prebacite otvorene kamenice u posudu otpornu na toplinu, a neotvorene bacite.
4. Prelijte kamenice sirom i stavite u prethodno zagrijani brojler na 1 minutu.
5. Složite kamenice na pladanj, na svaku stavite mješavinu rajčica koju ste prethodno napravili i poslužite s kriškama limete sa strane.

Uživati!

Prehrana: kalorija 70, masti 2, vlakna 0, ugljikohidrati 1, proteini 1

Lignje na žaru i ukusni guacamole

Lignje se savršeno slažu s ukusnim guacamoleom!

Vrijeme pripreme: 10 minuta
Vrijeme kuhanja: 10 minuta
Porcije: 2

Sastojci:

- 2 srednje lignje, pipci odvojeni i cijevi zarezane po dužini
- Malo maslinovog ulja
- Sok od 1 limete
- Sol i crni papar po ukusu

Za guacamole:

- 2 avokada, bez koštica, oguljena i nasjeckana
- Malo korijandera, nasjeckanog
- 2 crvena čilija, nasjeckana
- 1 rajčica, nasjeckana
- 1 glavica crvenog luka nasjeckana
- Sok od 2 limete

Upute:

1. Lignje i pipke lignje posolite, popaprite, pokapajte maslinovim uljem i dobro umasirajte.
2. Stavite na prethodno zagrijani roštilj na srednje jaku vatru s reznom stranom prema dolje i pecite 2 minute.
3. Okrenite i kuhajte još 2 minute te prebacite u zdjelu.
4. Dodajte sok od 1 limete, promiješajte i držite na toplom.
5. Stavite avokado u zdjelu i izgnječite ga vilicom.
6. Dodajte korijander, čili, rajčicu, luk i sok od 2 limete i sve dobro promiješajte.
7. Lignje podijelite na tanjure, prelijte guacamoleom i poslužite.

Uživati!

Prehrana: kalorija 500, masti 43, vlakna 6, ugljikohidrati 7, proteini 20

Užitak od škampa i cvjetače

Dobro izgleda i fantastičnog je okusa!

Vrijeme pripreme: 10 minuta
Vrijeme kuhanja: 15 minuta
Porcije: 2

Sastojci:

- 1 žlica gheeja
- 1 glavica cvjetače, odvojeni cvjetovi
- 1 funta škampa, oguljenih i očišćenih
- ¼ šalice kokosovog mlijeka
- 8 unci gljiva, grubo nasjeckanih
- Prstohvat listića crvene paprike
- Sol i crni papar po ukusu
- 2 režnja češnjaka, mljevena
- 4 kriške slanine
- ½ šalice goveđeg temeljca
- 1 žlica peršina, sitno nasjeckanog
- 1 žlica nasjeckanog vlasca

Upute:

1. Zagrijte tavu na srednje jakoj vatri, dodajte slaninu, pecite dok ne postane hrskava, prebacite na papirnate ubruse i ostavite sa strane.
2. Zagrijte drugu tavu s 1 žlicom slanine na srednje jakoj vatri, dodajte kozice, pecite 2 minute sa svake strane i prebacite u zdjelu.
3. Ponovno zagrijte tavu na srednjoj vatri, dodajte gljive, promiješajte i kuhajte 3-4 minute.
4. Dodajte češnjak, papar u listićima, promiješajte i kuhajte 1 minutu.
5. Dodajte goveđi temeljac, sol, papar i također vratite škampe u tavu.
6. Promiješajte, kuhajte dok se sve malo ne zgusne, maknite s vatre i ostavite na toplom.
7. U međuvremenu stavite cvjetaču u multipraktik i sameljite je.
8. Stavite to u zagrijanu tavu na srednje jaku vatru, miješajte i kuhajte 5 minuta.
9. Dodajte ghee i maslac, promiješajte i izmiksajte uronjenom miješalicom.
10. Posolite i popaprite po ukusu, promiješajte i podijelite u zdjelice.
11. Prelijte mješavinom škampa i poslužite s peršinom i vlascem posutim po cijelom kraju.

Uživati!

Prehrana: kalorija 245, masti 7, vlakna 4, ugljikohidrati 6, proteini 20

Losos punjen škampima

Uskoro će postati jedan od vaših omiljenih keto recepata!

Vrijeme pripreme: 10 minuta
Vrijeme kuhanja: 25 minuta
Porcije: 2

Sastojci:

- 2 fileta lososa
- Malo maslinovog ulja
- 5 unci tigrastih škampi, oguljenih, očišćenih i nasjeckanih
- 6 gljiva, nasjeckanih
- 3 zelena luka, nasjeckana
- 2 šalice špinata
- ¼ šalice oraha makadamije, prženih i nasjeckanih
- Sol i crni papar po ukusu
- Prstohvat muškatnog oraščića
- ¼ šalice majoneze

Upute:

1. Zagrijte tavu s uljem na srednje jakoj vatri, dodajte gljive, luk, sol i papar, promiješajte i kuhajte 4 minute.

2. Dodajte makadamija orahe, promiješajte i kuhajte 2 minute.
3. Dodajte špinat, promiješajte i kuhajte 1 minutu.
4. Dodajte kozice, promiješajte i kuhajte 1 minutu.
5. Maknite s vatre, ostavite sa strane nekoliko minuta, dodajte majonezu i muškatni oraščić i dobro promiješajte.
6. Svaki file lososa uzdužno zarežite, posolite i popaprite, smjesu špinata i kozica podijelite na zareze i stavite na radnu površinu.
7. Zagrijte tavu s malo ulja na srednje jakoj vatri, dodajte punjeni losos, s kožom prema dolje, kuhajte 1 minutu, smanjite temperaturu, pokrijte tavu i kuhajte 8 minuta.
8. Pecite 3 minute, podijelite na tanjure i poslužite.

Uživati!

Prehrana: kalorija 430, masti 30, vlakna 3, ugljikohidrati 7, proteini 50

Losos glaziran senfom

Ovo je jedno od naših omiljenih jela od keto lososa! Osjećat ćete se isto!

Vrijeme pripreme: 10 minuta
Vrijeme kuhanja: 20 minuta
Porcije: 1

Sastojci:
- 1 veliki file lososa
- Sol i crni papar po ukusu
- 2 žlice senfa
- 1 žlica kokosovog ulja
- 1 žlica ekstrakta javora

Upute:
1. U posudi pomiješajte ekstrakt javora sa senfom i dobro umutite.
2. Začinite losos solju i paprom i premažite lososa polovicom mješavine senfa
3. Zagrijte tavu s uljem na srednje jakoj vatri, stavite meso lososa prema dolje i pecite 5 minuta.

4. Premažite lososa ostatkom mješavine senfa, prebacite u posudu za pečenje, stavite u pećnicu na 425 stupnjeva F i pecite 15 minuta.
5. Poslužite uz ukusnu salatu kao prilog.

Uživati!

Prehrana: kalorija 240, masti 7, vlakna 1, ugljikohidrati 5, proteini 23

Nevjerojatno jelo od lososa

Ovo ćete raditi uvijek iznova!

Vrijeme pripreme: 10 minuta
Vrijeme kuhanja: 15 minuta
Porcije: 4

Sastojci:
- 3 šalice ledene vode
- 2 žličice sriracha umaka
- 4 žličice stevije
- 3 mladog luka, nasjeckana
- Sol i crni papar po ukusu
- 2 žličice lanenog ulja
- 4 žličice jabučnog octa
- 3 žličice ulja avokada
- 4 srednja fileta lososa
- 4 šalice mlade rikule
- 2 šalice kupusa, sitno nasjeckanog
- 1 i ½ žličice jamajčanskog jerk začina
- ¼ šalice pepita, prepečenih
- 2 šalice rotkvica od lubenice, julienned

Upute:
1. Stavite ledenu vodu u zdjelu, dodajte mladi luk i ostavite sa strane.
2. U drugoj zdjeli pomiješajte sriracha umak sa stevijom i dobro promiješajte.
3. 2 žličice ove mješavine prebacite u zdjelu i pomiješajte s polovicom ulja avokada, lanenog ulja, octa, soli i papra te dobro umutite.
4. Pospite začine za jerk po lososu, natrljajte mješavinom srirache i stevije te začinite solju i paprom.
5. Zagrijte tavu s ostatkom ulja od avokada na srednje jakoj vatri, dodajte lososa, mesom prema dolje, kuhajte 4 minute, okrenite i kuhajte još 4 minute te podijelite na tanjure.
6. U zdjeli pomiješajte rotkvice s kupusom i rikulom.
7. Dodajte sol, papar, srirachu i pomiješajte ocat i dobro promiješajte.
8. Dodajte ovo uz filete lososa, pospite preostalim sriracha i umakom od stevije po svemu i na vrh stavite pepita i ocijeđeni mladi luk.

Uživati!

Prehrana: kalorija 160, masti 6, vlakna 1, ugljikohidrati 1, proteini 12

Jakobove kapice i umak od komorača

Sadrži mnogo zdravih elemenata i jednostavno se pravi! Probajte ako ste na keto dijeti!

Vrijeme pripreme: 10 minuta
Vrijeme kuhanja: 10 minuta
Porcije: 2

Sastojci:

- 6 jakobovih kapica
- 1 komorač, orezan, listovi nasjeckani, a lukovice narezane na kriške
- Sok od ½ limete
- 1 limeta, izrezana na kriške
- Korica od 1 limete
- 1 žumanjak
- 3 žlice gheeja, otopljenog i zagrijanog
- ½ žlice maslinovog ulja
- Sol i crni papar po ukusu

Upute:

1. Jakobove kapice posolite i popaprite, stavite u zdjelu i pomiješajte s polovicom soka od limete i polovicom korice te pomiješajte.
2. U zdjeli pomiješajte žumanjak s malo soli i papra, ostatak soka od limete i ostatkom korice od limete i dobro umutite.
3. Dodajte rastopljeni ghee i dobro promiješajte.
4. Također dodajte listove komorača i promiješajte.
5. Premažite kriške komorača uljem, stavite na zagrijani roštilj na srednje jaku vatru, kuhajte 2 minute, okrenite i pecite još 2 minute.
6. Dodajte jakobove kapice na roštilj, kuhajte 2 minute, okrenite i kuhajte još 2 minute.
7. Podijelite komorač i jakobove kapice na tanjure, pospite mješavinom komorača i gheeja i poslužite s kriškama limete sa strane.

Uživati!

Prehrana: kalorija 400, masti 24, vlakna 4, ugljikohidrati 12, proteini 25

Ukus od lososa i limuna

Uživajte u sporo kuhanom lososu i ukusnom zalogaju!

Vrijeme pripreme: 10 minuta
Vrijeme kuhanja: 1 sat
Porcije: 2

Sastojci:

- 2 srednja fileta lososa
- Sol i crni papar po ukusu
- Malo maslinovog ulja
- 1 ljutika, nasjeckana
- 1 žlica soka od limuna
- 1 veliki limun
- ¼ šalice maslinovog ulja
- 2 žlice peršina, sitno nasjeckanog

Upute:

1. Filete lososa premažite malo maslinovim uljem, pospite solju i paprom, stavite na obložen lim za pečenje, stavite u pećnicu na 400 stupnjeva F i pecite 1 sat.

2. U međuvremenu stavite ljutiku u zdjelu, dodajte 1 žlicu soka od limuna, sol i papar, promiješajte i ostavite sa strane 10 minuta.
3. Cijeli limun narežite na kriške, a zatim vrlo tanko.
4. To dodajte ljutiki, također dodajte peršin i ¼ šalice maslinovog ulja i sve promiješajte.
5. Izvadite losos iz pećnice, izlomite ga na srednje komade i poslužite s limunom sa strane.

Uživati!

Prehrana: kalorija 200, masti 10, vlakna 1, ugljikohidrati 5, proteini 20

Juha od dagnji

O moj Bože! Ovo je tako dobro!

Vrijeme pripreme: 10 minuta
Vrijeme kuhanja: 15 minuta
Porcije: 6

Sastojci:

- 2 kilograma dagnji
- 28 unci konzerviranih rajčica, zdrobljenih
- 28 unci konzerviranih rajčica, nasjeckanih
- 2 šalice pilećeg temeljca
- 1 žličica mljevene crvene paprike
- 3 češnja češnjaka, mljevena
- 1 šaka nasjeckanog peršina
- 1 žuti luk nasjeckan
- Sol i crni papar po ukusu
- 1 žlica maslinovog ulja

Upute:

1. Zagrijte pećnicu s uljem na srednje jakoj vatri, dodajte luk, promiješajte i kuhajte 3 minute.

2. Dodajte češnjak i ljuskice crvene paprike, promiješajte i kuhajte 1 minutu.
3. Dodati zgnječenu i nasjeckanu rajčicu i promiješati.
4. Dodajte pileći temeljac, posolite i popaprite, promiješajte i pustite da zavrije.
5. Dodati oprane dagnje, posoliti i popapriti, kuhati dok se ne otvore, neotvorene baciti i pomiješati s peršinom.
6. Promiješajte, podijelite u zdjelice i poslužite.

Uživati!

Prehrana: kalorija 250, masti 3, vlakna 3, ugljikohidrati 2, proteini 8

Salsa od sabljarke i manga

Salsa od manga je božanstvena! Samo ga poslužite uz sabljarku!

Vrijeme pripreme: 10 minuta
Vrijeme kuhanja: 6 minuta
Porcije: 2

Sastojci:
- 2 srednja odreska sabljarke
- Sol i crni papar po ukusu
- 2 žličice ulja avokada
- 1 žlica nasjeckanog cilantra
- 1 mango, nasjeckan
- 1 avokado, bez koštice, oguljen i nasjeckan
- Prstohvat kima
- Prstohvat luka u prahu
- Prstohvat češnjaka u prahu
- 1 naranča, oguljena i narezana
- ½ balzamičnog octa

Upute:
1. Riblje odreske začinite solju, paprom, češnjakom u prahu, lukom u prahu i kuminom.

2. Zagrijte tavu s pola ulja na srednje jakoj vatri, dodajte riblje odreske i pecite ih 3 minute sa svake strane.
3. Za to vrijeme u zdjeli pomiješajte avokado s mangom, cilantrom, balzamičnim octom, soli, paprom i ostatkom ulja te dobro promiješajte.
4. Podijelite ribu na tanjure, prelijte salsom od manga i poslužite s kriškama naranče sa strane.

Uživati!

Prehrana:kalorija 160, masti 3, vlakna 2, ugljikohidrati 4, proteini 8

Ukusna zdjela za sushi

To je ukusan recept pun sjajnih sastojaka!

Vrijeme pripreme: 10 minuta
Vrijeme kuhanja: 7 minuta
Porcije: 4

Sastojci:
- 1 odrezak ahi tune
- 2 žlice kokosovog ulja
- 1 glavica cvjetače, odvojeni cvjetovi
- 2 žlice zelenog luka, nasjeckanog
- 1 avokado, bez koštice, oguljen i nasjeckan
- 1 krastavac, nariban
- 1 nori list, poderan
- Neki klinčići klijaju

Za preljev za salatu:
- 1 žlica sezamovog ulja
- 2 žlice kokosovih aminokiselina
- 1 žlica jabučnog octa
- Prstohvat soli
- 1 žličica stevije

Upute:

1. Stavite cvjetove cvjetače u multipraktik i miksajte dok ne dobijete "rižu" cvjetače.
2. Stavite malo vode u lonac, dodajte unutra košaricu za kuhanje na pari, dodajte rižu cvjetaču, pustite da prokuha na srednjoj vatri, poklopite, kuhajte na pari nekoliko minuta, ocijedite i prebacite "rižu" u zdjelu.
3. Zagrijte tavu s kokosovim uljem na srednje jakoj vatri, dodajte tunu, pecite 1 minutu sa svake strane i prebacite na dasku za rezanje.
4. Podijelite rižu od cvjetače u zdjelice, na vrh stavite komadiće nori, klice klinčića, krastavac, mladi luk i avokado.
5. U zdjeli pomiješajte sezamovo ulje s octom, kokosovim aminokislinama, soli i stevijom te dobro umutite.
6. Prelijte ovo preko riže od cvjetače i miješanog povrća, na vrh stavite komade tune i poslužite.

Uživati!

Prehrana: kalorija 300, masti 12, vlakna 6, ugljikohidrati 6, proteini 15

Ukusna sabljarka na žaru

Ne morate biti vrsni kuhar da biste napravili ovo ukusno keto jelo!

Vrijeme pripreme: 3 sata i 10 minuta
Vrijeme kuhanja: 10 minuta
Porcije: 4

Sastojci:

- 1 žlica nasjeckanog peršina
- 1 limun, izrezan na kriške
- 4 odreska sabljarke
- 3 češnja češnjaka, mljevena
- 1/3 šalice pilećeg temeljca
- 3 žlice maslinovog ulja
- ¼ šalice soka od limuna
- Sol i crni papar po ukusu
- ½ žličice ružmarina, osušenog
- ½ žličice kadulje, osušene
- ½ žličice sušenog mažurana

Upute:

1. U zdjeli pomiješajte pileći temeljac s češnjakom, limunovim sokom, maslinovim uljem, soli, paprom, kaduljom, mažuranom i ružmarinom i dobro umutite.

2. Dodajte odreske sabljarke, promiješajte i ostavite u hladnjaku 3 sata.
3. Marinirane riblje odreske stavite na prethodno zagrijani roštilj na srednje jaku vatru i pecite 5 minuta sa svake strane.
4. Rasporedite na tanjure, pospite peršinom i poslužite s kriškama limuna sa strane.

Uživati!

Prehrana: kalorija 136, masti 5, vlakna 0, ugljikohidrati 1, proteini 20

Ketogeni recepti za perad

Ukusni Chicken Nuggets

Ovo je savršeno za prijateljski obrok!

Vrijeme pripreme: 10 minuta
Vrijeme kuhanja: 15 minuta
Porcije: 2

Sastojci:

- ½ šalice kokosovog brašna
- 1 jaje
- 2 žlice češnjaka u prahu
- 2 pileća prsa, narezana na kockice
- Sol i crni papar po ukusu
- ½ šalice gheeja

Upute:

1. U zdjeli pomiješajte češnjak u prahu s kokosovim brašnom, soli i paprom te promiješajte.
2. U drugoj zdjeli dobro umutiti jaje.
3. Kockice pilećih prsa umočite u smjesu od jaja, zatim u smjesu od brašna.
4. Zagrijte tavu s gheejem na srednjoj vatri, ubacite pileće nuggetse i pecite ih 5 minuta sa svake strane.

5. Prebacite ih na papirnate ručnike, ocijedite od masnoće i zatim ih poslužite s malo ukusnog kečapa sa strane. Uživati!

Prehrana:kalorija 60, masti 3, vlakna 0,2, ugljikohidrati 3, proteini 4

Pileća krilca i ukusni Chutney od mente

Tako je svježe i ukusno!

Vrijeme pripreme: 20 minuta
Vrijeme kuhanja: 25 minuta
Porcije: 6

Sastojci:

- 18 pilećih krilaca, prerezanih na polovice
- 1 žlica kurkume
- 1 žlica kima, mljevenog
- 1 žlica đumbira, naribanog
- 1 žlica korijandra, mljevenog
- 1 žlica paprike
- Prstohvat kajenskog papra
- Sol i crni papar po ukusu
- 2 žlice maslinovog ulja

Za ajvar:

- Sok od ½ limete
- 1 šalica listova mente
- 1 mali komadić đumbira, nasjeckan
- ¾ šalice cilantra

- 1 žlica maslinovog ulja
- 1 žlica vode
- Sol i crni papar po ukusu
- 1 Serrano papar

Upute:

1. U zdjeli pomiješajte 1 žlicu đumbira s kimom, korijanderom, paprikom, kurkumom, soli, paprom, kajenskom paprikom i 2 žlice ulja te dobro promiješajte.
2. Dodajte komade pilećih krilaca u ovu smjesu, promiješajte da se dobro oblože i ostavite u hladnjaku 20 minuta.
3. Zagrijte roštilj na jakoj vatri, dodajte marinirana krilca, kuhajte 25 minuta uz povremeno ih okrećući i prebacite u zdjelu.
4. U svom blenderu pomiješajte mentu s cilantrom, 1 malim komadićem đumbira, sokom od ½ limete, 1 žlicom maslinovog ulja, soli, paprom, vodom i Serrano paprom i dobro izmiješajte.
5. Poslužite svoja pileća krilca s ovim umakom sa strane. Uživati!

Prehrana: kalorija 100, masti 5, vlakna 1, ugljikohidrati 1, proteini 9

Pileće polpete

Požurite i napravite ove izvrsne mesne okruglice već danas!

Vrijeme pripreme: 10 minuta
Vrijeme kuhanja: 15 minuta
Porcije: 3

Sastojci:

- 1 funta pilećeg mesa, mljevenog
- Sol i crni papar po ukusu
- 2 žlice ranch dressinga
- ½ šalice bademovog brašna
- ¼ šalice sira cheddar, naribanog
- 1 žlica suhog ranch začina
- ¼ šalice ljutog umaka + još malo za posluživanje
- 1 jaje

Upute:

1. U zdjeli pomiješajte pileće meso sa solju, paprom, ranč preljevom, brašnom, suhim ranč začinima, cheddar sirom, ljutim umakom i jajetom i dobro promiješajte.
2. Oblikujte 9 mesnih okruglica, sve ih stavite na obložen lim za pečenje i pecite na 500 stupnjeva F 15 minuta.

3. Sa strane poslužite pileće polpete s ljutim umakom. Uživati!

Prehrana: kalorija 156, masti 11, vlakna 1, ugljikohidrati 2, proteini 12

Ukusna pileća krilca na žaru

Bit ćete gotovi u tren oka i bit će izvrsnog okusa!

Vrijeme pripreme: 2 sata i 10 minuta
Vrijeme kuhanja: 15 minuta
Porcije: 5

Sastojci:

- 2 funte krilca
- Sok od 1 limete
- 1 šaka cilantra, nasjeckanog
- 2 režnja češnjaka, mljevena
- 1 jalapeno papričica, nasjeckana
- 3 žlice kokosovog ulja
- Sol i crni papar po ukusu
- Kriške limete za posluživanje
- Ranch umak za posluživanje

Upute:

1. U zdjeli pomiješajte sok limete s cilantrom, češnjakom, jalapenom, kokosovim uljem, soli i paprom i dobro umutite.

2. Dodajte pileća krilca, promiješajte i ostavite u hladnjaku 2 sata.
3. Stavite pileća krilca na prethodno zagrijani roštilj na srednje jaku vatru i pecite 7 minuta sa svake strane.
4. Poslužite ova nevjerojatna pileća krilca s ranč didom i kriškama limete sa strane.

Uživati!

Prehrana: kalorija 132, masti 5, vlakna 1, ugljikohidrati 4, proteini 12

Lako pečena piletina

To je vrlo jednostavan recept za keto piletinu!

Vrijeme pripreme: 10 minuta
Vrijeme kuhanja: 20 minuta
Porcije: 4

Sastojci:

- 4 trake slanine
- 4 pileća prsa
- 3 zelena luka, nasjeckana
- 4 unce ranč preljeva
- 1 unca kokosovih aminokiselina
- 2 žlice kokosovog ulja
- 4 unce cheddar sira, naribanog

Upute:

1. Zagrijte tavu s uljem na jakoj vatri, dodajte pileća prsa, kuhajte 7 minuta, okrenite i kuhajte još 7 minuta.
2. U međuvremenu zagrijte drugu tavu na srednje jakoj vatri, dodajte slaninu, pecite dok ne postane hrskava, prebacite na papirnate ručnike, ocijedite masnoću i izmrvite.

3. Prebacite pileća prsa u posudu za pečenje, dodajte kokosove aminokiseline, izmrvljenu slaninu, sir i mladi luk na vrh, stavite u pećnicu, stavite na brojlere i kuhajte na visokoj temperaturi još 5 minuta.
4. Podijelite na tanjure i poslužite vruće.

Uživati!

Prehrana: kalorija 450, masti 24, vlakna 0, ugljikohidrati 3, proteini 60

Posebna talijanska piletina

Ovo je keto jelo u talijanskom stilu koje jako cijenimo!

Vrijeme pripreme: 10 minuta
Vrijeme kuhanja: 20 minuta
Porcije: 4

Sastojci:

- ¼ šalice maslinovog ulja
- 1 glavica crvenog luka nasjeckana
- 4 pileća prsa bez kože i kostiju
- 4 češnja češnjaka, mljevena
- Sol i crni papar po ukusu
- ½ šalice talijanskih maslina, bez koštica i nasjeckanih
- 4 fileta inćuna nasjeckana
- 1 žlica nasjeckanih kapara
- 1 funta rajčice, nasjeckane
- ½ žličice pahuljica crvenog čilija

Upute:

1. Piletinu posolite, popaprite i namažite s pola ulja.

2. Stavite u posudu koju ste zagrijali na visoku temperaturu, kuhajte 2 minute, okrenite i kuhajte još 2 minute.
3. Stavite pileća prsa u pećnicu na 450 stupnjeva F i pecite 8 minuta.
4. Izvadite piletinu iz pećnice i podijelite na tanjure.
5. Zagrijte istu tavu s ostatkom ulja na srednje jakoj vatri, dodajte kapare, luk, češnjak, masline, inćune, čili pahuljice i kapare, promiješajte i kuhajte 1 minutu.
6. Dodajte sol, papar i rajčice, promiješajte i kuhajte još 2 minute.
7. Prelijte ovo preko pilećih prsa i poslužite.

Uživati!

Prehrana: kalorija 400, masti 20, vlakna 1, ugljikohidrati 2, proteini 7

Jednostavna piletina s limunom

Uskoro ćete vidjeti koliko je jednostavan ovaj keto recept!

Vrijeme pripreme: 10 minuta
Vrijeme kuhanja: 45 minuta
Porcije: 6

Sastojci:

- 1 cijelo pile, izrezano na srednje komade
- Sol i crni papar po ukusu
- Sok od 2 limuna
- Korica od 2 limuna
- Limunove kore od 2 limuna

Upute:

1. Stavite komade piletine u posudu za pečenje, začinite solju i paprom po ukusu i pokapajte sokom od limuna.
2. Promiješajte da se dobro prekrije, dodajte limunovu koricu i koru, stavite u pećnicu na 375 stupnjeva F i pecite 45 minuta.
3. Odbacite limunovu koricu, podijelite piletinu na tanjure, prelijte je umakom iz posude za pečenje i poslužite.

Uživati!

Prehrana:kalorije 334, masti 24, vlakna 2, ugljikohidrati 4,5, proteini 27

Pržena piletina i umak od paprike

Vrlo je zdravo i bit će odlična ideja za večeru!

Vrijeme pripreme: 10 minuta
Vrijeme kuhanja: 20 minuta
Porcije: 5

Sastojci:

- 1 žlica kokosovog ulja
- 3 i pol kilograma pilećih prsa
- 1 šalica pilećeg temeljca
- 1 i ¼ šalice nasjeckanog žutog luka
- 1 žlica soka od limete
- ¼ šalice kokosovog mlijeka
- 2 žličice paprike
- 1 žličica pahuljica crvene paprike
- 2 žlice zelenog luka, nasjeckanog
- Sol i crni papar po ukusu

Upute:

1. Zagrijte tavu s uljem na srednje jakoj vatri, dodajte piletinu, pecite 2 minute sa svake strane, prebacite na tanjur i ostavite sa strane.

2. Smanjite vatru na srednju, dodajte luk u tavu i kuhajte 4 minute.
3. Dodajte temeljac, kokosovo mlijeko, papričice, papriku, sok limete, sol i papar i dobro promiješajte.
4. Vratite piletinu u tavu, dodajte još soli i papra, poklopite posudu i kuhajte 15 minuta.
5. Podijelite na tanjure i poslužite.

Uživati!

Prehrana: kalorija 140, masti 4, vlakna 3, ugljikohidrati 3, proteini 6

Nevjerojatni Fajitas s piletinom

Jeste li raspoloženi za ukusnu meksičku hranu? Zatim isprobajte ovu sljedeću ideju!

Vrijeme pripreme: 10 minuta
Vrijeme kuhanja: 15 minuta
Porcije: 4

Sastojci:

- 2 kilograma pilećih prsa, bez kože, kostiju i narezanih na trakice
- 1 žličica češnjaka u prahu
- 1 žličica čilija u prahu
- 2 žličice kumina
- 2 žlice soka od limete
- Sol i crni papar po ukusu
- 1 žličica slatke paprike
- 2 žlice kokosovog ulja
- 1 žličica korijandera, mljevenog
- 1 zelena paprika, narezana na ploške
- 1 crvena paprika, narezana na ploške
- 1 žuti luk, narezan na ploške

- 1 žlica nasjeckanog cilantra
- 1 avokado, bez koštice, oguljen i narezan na ploške
- 2 limete, izrezane na kriške

Upute:
1. U zdjeli pomiješajte sok limete s čilijem u prahu, kuminom, soli, paprom, češnjakom u prahu, paprikom i korijanderom te promiješajte.
2. Dodajte komade piletine i promiješajte da se dobro oblože.
3. Zagrijte tavu s pola ulja na srednje jakoj vatri, dodajte piletinu, pecite 3 minute sa svake strane i prebacite u zdjelu.
4. Zagrijte tavu s ostatkom ulja na srednje jakoj vatri, dodajte luk i sve paprike, promiješajte i kuhajte 6 minuta.
5. Vratite piletinu u tavu, dodajte još soli i papra, promiješajte i podijelite na tanjure.
6. Povrh stavite avokado, kriške limete i cilantro i poslužite.

Uživati!

Prehrana: kalorija 240, masti 10, vlakna 2, ugljikohidrati 5, proteini 20

Jelo od teletine i rajčice

Napravite posebnu večeru za svoje najdraže! Isprobajte ovaj keto recept!

Vrijeme pripreme: 10 minuta
Vrijeme kuhanja: 40 minuta
Porcije: 4

Sastojci:

- 4 srednja odreska od telećeg buta
- Kapljica ulja avokada
- 2 režnja češnjaka, mljevena
- 1 glavica crvenog luka nasjeckana
- Sol i crni papar po ukusu
- 2 žličice nasjeckane kadulje
- 15 unci konzerviranih rajčica, nasjeckanih
- 2 žlice nasjeckanog peršina
- 1 unca bocconcinija, narezanog na kriške
- Zeleni grah, kuhan na pari za posluživanje

Upute:

1. Zagrijte tavu s uljem na srednje jakoj vatri, dodajte teletinu, pecite 2 minute sa svake strane i prebacite u posudu za pečenje.

2. Vratite posudu na vatru, dodajte luk, promiješajte i kuhajte 4 minute.
3. Dodajte kadulju i češnjak, promiješajte i kuhajte 1 minutu.
4. Dodajte rajčice, promiješajte, pustite da zavrije i kuhajte 10 minuta.
5. To prelijte preko teletine, dodajte bocconcini i peršin, stavite u pećnicu na 350 stupnjeva G i pecite 20 minuta.
6. Podijelite na tanjure i poslužite s kuhanim zelenim grahom sa strane.

Uživati!

Prehrana: kalorija 276, masti 6, vlakna 4, ugljikohidrati 5, proteini 36

Teleći parmezan

To je vrlo popularno keto jelo i trebali biste ga naučiti napraviti!

Vrijeme pripreme: 10 minuta
Vrijeme za kuhanje: 1 sat i 10 minuta
Porcije: 6

Sastojci:

- 8 telećih kotleta
- 2/3 šalice parmezana, naribanog
- 8 kriški provolone sira
- Sol i crni papar po ukusu
- 5 šalica umaka od rajčice
- Prstohvat soli češnjaka
- Sprej za kuhanje
- 2 žlice gheeja
- 2 žlice kokosovog ulja, otopljenog
- 1 žličica talijanskog začina

Upute:

1. Teleće kotlete začinite solju, paprom i češnjakom,

2. Zagrijte tavu s gheejem i uljem na srednje jakoj vatri, dodajte teletinu i pecite dok ne porumeni sa svih strana.
3. Polovicom umaka od rajčice rasporedite dno posude za pečenje koju ste namazali kuharskim sprejom.
4. Dodajte teleće kotlete, zatim pospite talijanskim začinima i premažite ostatkom umaka.
5. Pokrijte posudu, stavite u pećnicu na 350 stupnjeva F i pecite 40 minuta.
6. Otklopiti posudu, namazati sirom provolone i posuti parmezanom, ponovno staviti u pećnicu i peći još 15 minuta.
7. Podijelite na tanjure i poslužite.

Uživati!

Prehrana: kalorije 362, masti 21, vlakna 2, ugljikohidrati 6, proteini 26

Teleća Piccata

Večeras napravite ovo za svoju voljenu osobu!

Vrijeme pripreme: 10 minuta
Vrijeme kuhanja: 15 minuta
Porcije: 2

Sastojci:

- 2 žlice gheeja
- ¼ šalice bijelog vina
- ¼ šalice pilećeg temeljca
- 1 i ½ žlice kapara
- 1 češanj češnjaka, samljeven
- 8 unci telećih kapica
- Sol i crni papar po ukusu

Upute:

1. Zagrijte tavu s pola maslaca na srednje jakoj vatri, dodajte teleće kotlete, posolite i popaprite, pecite 1 minutu sa svake strane i prebacite na tanjur.
2. Ponovno zagrijte tavu na srednjoj vatri, dodajte češnjak, promiješajte i kuhajte 1 minutu.
3. Dodajte vino, promiješajte i pirjajte 2 minute.

4. Dodajte temeljac, kapare, sol, papar, ostatak gheeja i vratite teletinu u tavu.
5. Sve promiješajte, poklopite posudu i kuhajte piccatu na srednje laganoj vatri dok teletina ne omekša.

Uživati!

Prehrana: kalorije 204, masti 12, vlakna 1, ugljikohidrati 5, proteini 10

Ukusna pečena kobasica

Večeras ga je vrlo lako napraviti kod kuće!

Vrijeme pripreme: 10 minuta
Vrijeme kuhanja: 1 sat
Porcije: 6

Sastojci:

- 3 crvene paprike, nasjeckane
- 2 funte talijanske svinjske kobasice, narezane na kriške
- Sol i crni papar po ukusu
- 2 funte Portobello gljive, narezane na ploške
- 2 glavice slatkog luka nasjeckane
- 1 žlica zakrenuti
- Malo maslinovog ulja

Upute:

1. U posudi za pečenje pomiješajte kriške kobasice s uljem, solju, paprom, paprikom, gljivama, lukom i okrenite.
2. Ubacite u premaz, stavite u pećnicu na 300 stupnjeva F i pecite 1 sat.
3. Podijelite na tanjure i poslužite vruće.

Uživati!

Prehrana:kalorija 130, masti 12, vlakna 1, ugljikohidrati 3, proteini 9

Pečena kobasica i kelj

Ovo keto jelo bit će gotovo za 20 minuta!

Vrijeme pripreme: 5 minuta
Vrijeme kuhanja: 30 minuta
Porcije: 4

Sastojci:

- 1 šalica žutog luka, nasjeckanog
- Talijanska svinjska kobasica od 1 i ½ funte, narezana na kriške
- ½ šalice nasjeckane crvene paprike
- Sol i crni papar po ukusu
- 5 kilograma nasjeckanog kelja
- 1 žličica češnjaka, mljevenog
- ¼ šalice nasjeckane crvene ljute čili papričice
- 1 šalica vode

Upute:

1. Zagrijte tavu na srednje jakoj vatri, dodajte kobasicu, promiješajte, smanjite temperaturu na srednju i kuhajte 10 minuta.
2. Dodajte luk, promiješajte i kuhajte još 3-4 minute.

3. Dodajte papriku i češnjak, promiješajte i kuhajte 1 minutu.
4. Dodajte kelj, čili papričicu, sol, papar i vodu, promiješajte i kuhajte još 10 minuta.
5. Podijelite na tanjure i poslužite.

Uživati!

Prehrana: kalorija 150, masti 4, vlakna 1, ugljikohidrati 2, proteini 12

Kobasica s rajčicama i sirom

To je iznenađujuća i vrlo ukusna kombinacija!

Vrijeme pripreme: 10 minuta
Vrijeme kuhanja: 30 minuta
Porcije: 4

Sastojci:

- 2 unce kokosovog ulja, otopljenog
- 2 funte talijanske svinjske kobasice, nasjeckane
- 1 luk, narezan na ploške
- 4 sušene rajčice, tanko narezane
- Sol i crni papar po ukusu
- ½ funte gouda sira, naribanog
- 3 žute paprike, nasjeckane
- 3 narančaste paprike, nasjeckane
- Prstohvat listića crvene paprike
- Šaka peršina, tanko narezanog

Upute:

1. Zagrijte tavu s uljem na srednje jakoj vatri, dodajte kriške kobasice, promiješajte, pecite 3 minute sa svake strane, premjestite na tanjur i ostavite sa strane.

2. Ponovno zagrijte tavu na srednjoj vatri, dodajte luk, žutu i narančastu papriku i rajčicu, promiješajte i kuhajte 5 minuta.
3. Dodajte papar, sol i papar, dobro promiješajte, kuhajte 1 minutu i skinite s vatre.
4. Složite kriške kobasice u posudu za pečenje, na vrh dodajte mješavinu paprike, dodajte i peršin i gaudu, stavite u pećnicu na 350 stupnjeva F i pecite 15 minuta.
5. Podijelite na tanjure i poslužite vruće.

Uživati!

Prehrana: kalorija 200, masti 5, vlakna 3, ugljikohidrati 6, proteini 14

Ukusna salata od kobasica

Pogledaj ovo! Jako je ukusno!

Vrijeme pripreme: 10 minuta
Vrijeme kuhanja: 7 minuta
Porcije: 4

Sastojci:

- 8 karika svinjskih kobasica, narezanih na ploške
- 1 funta miješanih cherry rajčica, narezanih na polovice
- 4 šalice mladog špinata
- 1 žlica ulja avokada
- 1 funta mozzarella sira, narezanog na kockice
- 2 žlice soka od limuna
- 2/3 šalice pesta od bosiljka
- Sol i crni papar po ukusu

Upute:

1. Zagrijte tavu s uljem na srednje jakoj vatri, dodajte kriške kobasice, promiješajte i pecite ih 4 minute sa svake strane.

2. U međuvremenu u zdjeli za salatu pomiješajte špinat s mozzarellom, rajčicama, solju, paprom, limunovim sokom i pestom te pomiješajte.
3. Dodajte komadiće kobasice, ponovno promiješajte i poslužite.

Uživati!

Prehrana: kalorija 250, masti 12, vlakna 3, ugljikohidrati 8, proteini 18

Ukusna juha od kobasica i paprika

Ova keto juha će svakoga hipnotizirati!

Vrijeme pripreme: 10 minuta
Vrijeme za kuhanje: 1 sat i 10 minuta
Porcije: 6

Sastojci:

- 1 žlica ulja avokada
- 32 unce svinjske kobasice
- 10 unci konzerviranih rajčica i jalapenosa, nasjeckanih
- 10 unci špinata
- 1 zelena paprika, nasjeckana
- 4 šalice goveđeg temeljca
- 1 žličica luka u prahu
- Sol i crni papar po ukusu
- 1 žlica kumina
- 1 žlica čilija u prahu
- 1 žličica češnjaka u prahu
- 1 žličica talijanskog začina

Upute:

1. Zagrijte lonac s uljem na srednje jakoj vatri, dodajte kobasicu, promiješajte i pržite par minuta sa svih strana.
2. Dodajte zelenu papriku, sol i papar, promiješajte i kuhajte 3 minute.
3. Dodajte rajčice i jalapenos, promiješajte i kuhajte još 2 minute.
4. Dodajte špinat, promiješajte, poklopite i kuhajte 7 minuta.
5. Dodajte temeljac, luk u prahu, češnjak u prahu, čili u prahu, kumin, sol, papar i talijanske začine, sve promiješajte, poklopite lonac i kuhajte 30 minuta.
6. Otklopite lonac i kuhajte juhu još 15 minuta.
7. Podijelite u zdjelice i poslužite.

Uživati!

Prehrana: kalorije 524, masti 43, vlakna 2, ugljikohidrati 4, proteini 26

Talijanska juha od kobasica

Svatko može napraviti ovu nevjerojatnu keto juhu! Tako je ukusno i zdravo!

Vrijeme pripreme: 10 minuta
Vrijeme kuhanja: 30 minuta
Porcije: 12

Sastojci:

- 64 unce pilećeg temeljca
- Kapljica ulja avokada
- 1 šalica gustog vrhnja
- 10 unci špinata
- 6 šnita slanine, nasjeckane
- 1 funta rotkvica, nasjeckanih
- 2 režnja češnjaka, mljevena
- Sol i crni papar po ukusu
- Prstohvat mljevene crvene paprike
- 1 žuti luk nasjeckan
- 1 i pol funte ljute svinjske kobasice, nasjeckane

Upute:

1. Zagrijte lonac s malo ulja avokada na srednje jakoj vatri, dodajte kobasicu, luk i češnjak, promiješajte i pržite nekoliko minuta.
2. Dodajte temeljac, špinat i rotkvice, promiješajte i pustite da lagano kuha.
3. Dodajte slaninu, vrhnje, sol, papar i ljuskice crvene paprike, promiješajte i kuhajte još 20 minuta.
4. Podijelite u zdjelice i poslužite.

Uživati!

Prehrana:kalorija 291, masti 22, vlakna 2, ugljikohidrati 4, proteini 17

Recepti za ketogeno povrće

Nevjerojatna krema od brokule i cvjetače

Ovo je tako teksturirano i ukusno!

Vrijeme pripreme: 10 minuta
Vrijeme kuhanja: 15 minuta
Porcije: 5

Sastojci:

- 1 glavica cvjetače, odvojeni cvjetovi
- 1 glavica brokule, odvojeni cvjetovi
- Sol i crni papar po ukusu
- 2 režnja češnjaka, mljevena
- 2 šnite slanine, nasjeckane
- 2 žlice gheeja

Upute:

1. Zagrijte lonac s gheejem na srednje jakoj vatri, dodajte češnjak i slaninu, promiješajte i kuhajte 3 minute.
2. Dodajte cvjetove cvjetače i brokule, promiješajte i kuhajte još 2 minute.
3. Dodajte vode da ih prekrije, poklopite lonac i kuhajte 10 minuta.
4. Dodajte sol i papar, ponovno promiješajte i izmiksajte juhu uronjenim blenderom.

5. Pirjajte još par minuta na srednjoj vatri, ulijte u zdjelice i poslužite.

Uživati!

Prehrana: kalorija 230, masti 3, vlakna 3, ugljikohidrati 6, proteini 10

Varivo od brokule

Ovo povrtno varivo je jednostavno ukusno!

Vrijeme pripreme: 10 minuta
Vrijeme kuhanja: 40 minuta
Porcije: 4

Sastojci:

- 1 glavica brokule, odvojeni cvjetovi
- 2 žličice sjemenki korijandera
- Malo maslinovog ulja
- 1 žuti luk nasjeckan
- Sol i crni papar po ukusu
- Prstohvat mljevene crvene paprike
- 1 mali komadić đumbira, nasjeckan
- 1 češanj češnjaka, samljeven
- 28 unci konzerviranih rajčica, pasiranih

Upute:

1. U lonac stavite vodu, posolite, zakuhajte na srednje jakoj vatri, dodajte cvjetiće brokule, kuhajte ih na pari 2 minute, premjestite u zdjelu s ledenom vodom, ocijedite i ostavite sa strane.

2. Zagrijte tavu na srednje jakoj vatri, dodajte sjemenke korijandera, tostirajte ih 4 minute, prebacite u mlinac, sameljite i također ostavite sa strane.
3. Zagrijte lonac s uljem na srednjoj vatri, dodajte luk, sol, papar i crvenu papriku, promiješajte i kuhajte 7 minuta.
4. Dodajte đumbir, češnjak i sjemenke korijandera, promiješajte i kuhajte 3 minute.
5. Dodajte rajčicu, pustite da zavrije i kuhajte 10 minuta.
6. Dodajte brokulu, promiješajte i kuhajte gulaš 12 minuta.
7. Podijelite u zdjelice i poslužite.

Uživati!

Prehrana: kalorija 150, masti 4, vlakna 2, ugljikohidrati 5, proteini 12

Nevjerojatna juha od potočarke

Keto juha u kineskom stilu zvuči prilično nevjerojatno, zar ne?

Vrijeme pripreme: 10 minuta
Vrijeme kuhanja: 10 minuta
Porcije: 4

Sastojci:

- 6 šalica pilećeg temeljca
- ¼ šalice šerija
- 2 žličice kokosovih aminokiselina
- 6 i ½ šalica potočarke
- Sol i crni papar po ukusu
- 2 žličice sezama
- 3 ljutike, nasjeckane
- 3 bjelanjka umućena

Upute:

1. Stavite temeljac u lonac, pomiješajte sa solju, paprom, šerijem i kokosovim aminokislinama, promiješajte i pustite da zavrije na srednje jakoj vatri.

2. Dodajte ljutiku, potočarku i snijeg od bjelanjaka, promiješajte, zakuhajte, podijelite u zdjelice i poslužite sa sezamom posutim odozgo.

Uživati!

Prehrana: kalorija 50, masti 1, vlakna 0, ugljikohidrati 1, proteini 5

Ukusna Bok Choy juha

Ovo možete imati čak i za večeru!

Vrijeme pripreme: 10 minuta
Vrijeme kuhanja: 15 minuta
Porcije: 4

Sastojci:

- 3 šalice goveđeg temeljca
- 1 žuti luk nasjeckan
- 1 vezica bok choya, nasjeckana
- 1 i ½ šalice gljiva, nasjeckanih
- Sol i crni papar po ukusu
- ½ žlice pahuljica crvene paprike
- 3 žlice kokosovih aminokiselina
- 3 žlice parmezana, naribanog
- 2 žlice Worcestershire umaka
- 2 trake slanine, nasjeckane

Upute:

1. Zagrijte lonac na srednje jakoj vatri, dodajte slaninu, promiješajte, kuhajte dok ne postane hrskava, prebacite na papirnate ubruse i ocijedite masnoću.

2. Ponovno zagrijte lonac na srednjoj vatri, dodajte gljive i luk, promiješajte i kuhajte 5 minuta.
3. Dodajte temeljac, bok choy, kokosove aminokiseline, sol, papar, ljuskice papra i Worcestershire umak, promiješajte, poklopite i kuhajte dok bok choy ne omekša.
4. Juhu razlijte u zdjelice, pospite parmezanom i slaninom i poslužite.

Uživati!

Prehrana: kalorija 100, masti 3, vlakna 1, ugljikohidrati 2, proteini 6

www.ingramcontent.com/pod-product-compliance
Lightning Source LLC
Chambersburg PA
CBHW050150130526
44591CB00033B/1245